완전 건강 상담소

채소·과일식의 모든 것

완전 건강 상담소

조승우 지음

RHK
알에이치코리아

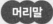

결국 행복한 삶을 살려면,
먹는 것부터 바뀌어야 한다

『건강과 다이어트를 동시에 잡는 7대 3의 법칙 채소·과일식』
은 저의 첫 번째 책입니다. 두 번째 책인 『완전 배출』까지 두 권
모두 많은 사랑을 받아, 합산 약 50주, 거의 1년 동안 건강 분야
1위를 차지했습니다. 출간 후 2년 동안 약 20만 부가 넘게 판매
될 만큼 많은 관심과 사랑을 받아 왔습니다. 많은 분이 하루 한
끼, 하루의 시작을 채소·과일식으로 실천하는 것만으로도 기적
과 같은 변화를 경험했다며 안부를 전해 주셨습니다. 특히 레시피
로 소개한 CCA(당근·양배추·사과) 주스와 강조 드린 레몬수는 건

4

강기능식품이 아님에도 불구하고 홈쇼핑에서 레몬 착즙 열풍을 불러왔으며, 유수의 제약회사와 식품회사들이 앞다퉈 레몬 착즙 원액과 CCA 주스를 선보이고 있습니다.

특별한 비법이 아닌, 단지 먹는 것을 바꿨을 뿐인데도 살이 빠지고, 비염과 아토피가 개선되며, 혈압과 혈당, 콜레스테롤 수치가 조절되는 등의 긍정적인 변화를 경험한 사례가 많았습니다. 병원에서도 뾰족한 치료법이 없다고 했던 류마티스 관절염과 루푸스, 베체트 병 같은 자가면역 질환은 물론 치매 증상과 우울증 같은 정신 질환까지 호전되는 사례들이 널리 공유되면서 채소·과일식이 더욱 확산되었습니다.

하지만 동시에 채소·과일의 위험성을 강조하거나 주스나 착즙 형태에 대한 비판적인 마케팅도 함께 늘어나기 시작했습니다. 대표적인 예로 '과일은 혈당을 급상승시킨다', '지방간을 유발한다', '과일은 절대 갈아 먹거나 착즙해서는 안 된다', '과일과 채소는 함께 먹으면 안 된다', '채소는 칼륨 수치를 높여 콩팥(신장)병으로 혈액 투석을 받는 사람은 절대 먹어서는 안 된다' 등의 괴담에 가까운 공포 마케팅이 있습니다.

채소·과일식에 대한 불안이 다시 자리 잡기 전에, 그리고 실천해 오던 CCA 주스와 레몬 착즙, 당근 주스 등의 방법이 단순한 유행으로 사라지기 전에, 꾸준히 실천하는 분들이 불필요한 걱정을 하지 않도록 돕기 위해 이 책을 집필하게 되었습니다.

앞서 알에이치코리아 출판사에서 출간한 『나를 살리는 습관, 죽이는 습관』에서 불안과 두려움 속에서도 중심을 지키는 마음가짐에 대해 이야기했던 것도 같은 이유입니다. 이번 책은 그 흐름을 이어, 채소·과일식을 실천하는 과정에서 누구나 궁금해 하는 실질적인 질문들에 답하고자 했습니다. 마음가짐과 실천, 두 축이 함께할 때 진짜 건강의 변화가 완성된다고 믿기에, 두 책을 함께 읽어 보시기를 추천드립니다. 건강한 식습관은 먹는 것을 바꾸는 것에서 시작되지만, 결국 더 중요한 것은 어떤 마음가짐과 삶의 태도를 갖느냐입니다.

실제로 제 강연 영상이나 책을 통해 식습관을 바꾸어 건강을 회복했음에도 여전히 행복하지 못한 상태로 제가 운영하는 예방원을 찾아오시는 분들이 많습니다. 수십 년간 약을 복용해도 차도가 없던 증상들이 개선되고, 병원의 검사 수치도 정상 범위로 돌아왔지만, 여전히 통증과 불안을 느낀다는 것이죠. 채소·과일식을 통해 몸은 분명 좋아졌지만, 마음의 건강을 유지하는 것은 또 다른 문제임을 깨닫게 됩니다.

결국 몸 상태가 어떻든, 어떤 상황 속에 있든, 행복하게 지내는 것이 더욱 중요합니다. 이번 책에서는 구체적인 실천 방법들을 안내해 드리면서, 동시에 매 순간 삶을 대하는 근본적인 마음가짐에 대해서도 이야기하고자 합니다. 부디, 무엇을 먹든, 실천을 잘하든 못하든, 스트레스 없이 편안한 마음으로 살아가는 데 이 책이 도움이 되기를 바랍니다.

최대한 쉽게, 실제 예방원을 찾는 분들에게 상담해 드리는 것처럼 편안하게 읽을 수 있도록 집필했습니다. 이미 '채소·과일식'을 잘 실천해 오신 분들은 이 책을 통해 더 많은 분들께 자신 있게 전파하고 나눌 수 있길 바랍니다. 채소·과일식을 처음 실천하시는 입문자들은 불안과 두려움을 이겨 내고, 1000일이라는 시간을 무사히 통과해 보시길 진심으로 응원합니다.

오랜 시간 동안 함께 실천해 오며 채소·과일식의 효과를 직접 기록해 주신 '조승우 채소·과일식 예방원' 카페 식구 여러분께 감사와 존경, 그리고 사랑을 전합니다. "최고의 치유는 예방입니다."

한약사 조승우

머리말

결국 행복한 삶을 살려면 먹는 것부터 바뀌어야 한다 4

1장

채소 · 과일식

채소 · 과일식이 궁금한 당신에게

· 차례 ·

2장

일상 속 건강 고민

내 몸에 이로운 것이 무엇인지 궁금한 당신에게

3장
초특급 배출 다이어트
어제보다 오늘 더 건강하고 싶은 당신에게

4장
건강한 노후
건강하게 나이 들고 싶은 당신에게

5장

질문과 답변 너머, 일상에서의 깨달음

채소·과일식, 나를 살리고 삶을 바꾼 선택

부록

채소 · 과일식

채소 · 과일식이 궁금한 당신에게

자연에 가장 가까운 음식으로
평생 건강을 이룰 수 있다

많은 분들이 저를 채식주의자나 비건이라고 오해하시지만, 사실 그렇지 않습니다. 제가 가장 좋아하는 음식은 돈가스, 자장면, 치킨 그리고 숯불 석쇠에 구운 안심, 꽃등심, 생갈비, 양념갈비입니다. 게다가 항구 도시 목포에서 자란 덕분에 다양한 해산물을 즐기며 성장했습니다.

몸이 아프기 전까지는 매일 아이스크림과 과자, 초콜릿, 라면, 피자 등을 탄산음료와 함께 즐겼고, 조금만 입이 심심해도 우유에 시리얼을 말아 먹곤 했습니다. 아마도 십 대까지는 엄마가 해주신

집밥과 자연스럽게 먹어 온 채소와 과일 덕분에 큰 병 없이 지낼 수 있었던 것 같습니다.

지금 돌이켜 보면, 툭하면 설사와 복통, 두통 그리고 허리 통증을 호소하며 진통제를 먹던 순간들도 많았습니다. 공부하기 싫어 꾀병을 부린다는 핀잔을 듣기도 했지만, 결국 어머니가 해주신 음식으로 회복하곤 했습니다. 십 대 시절 저를 괴롭히던 두 가지, 지루성 피부염과 종기 역시, 자연 치유에 대해 공부하면서 몸속 독소를 배출하는 과정이었음을 이해하게 되었습니다.

하지만 성인이 되면서 상황은 훨씬 복잡해졌습니다. 술과 커피를 접하면서 몸이 점점 망가졌고, 통증을 견디기 위해 진통소염제와 스테로이드를 복용했지만, 부작용만 더해졌습니다. 여러 검사를 받고 몸에 좋다는 건강기능식품도 이것저것 챙겨 먹었지만 소용없었습니다. 결국 "언제 심장이 멈춰도 이상하지 않다"는 진단을 받았고, 그 순간 스스로 살길을 찾는 수밖에 없었습니다.

죽음이 더 이상 남의 일이 아니라는 걸 절감하고 나서야, 저는 수많은 건강 서적을 읽으며 공부하기 시작했고, 약학 대학에 진학해 현대 의약과 한의약을 함께 배우며 몸을 근본적으로 이해하게 되었습니다. 결론은 단순했습니다. '자연으로 돌아가면 해결된다'는 것이었습니다.

하지만 그것을 실천하는 일은 생각보다 훨씬 큰 결심이 필요했습니다. 기존에 먹어 왔던 약들을 끊었을 때, '정말로 죽는 게 아닐까?' 하는 두려움부터, 금방 좋아지는 것 같다가도 더 심하게 찾아오는 통증과 증상들에 대한 공포와, 나아가서 그 모든 선택에 대한 책임을 오롯이 내가 진다는 현실까지 마주해야 했습니다.

이런 극심한 불안과 혼란 속에서는 누구라도 흔들릴 수밖에 없습니다. 저 역시 그랬고, 실제로 이런 과정을 겪다 보면 주변에서 들려오는 말 한마디나 건강 정보에도 쉽게 마음이 요동치기 마련입니다. 그러나 결국 가장 중요한 것은 특별한 비법이 아니라, 우리가 오랫동안 먹어 왔던 자연 그대로의 음식을 다시 선택하는 것입니다.

물론 저마다의 건강 상태와 상황이 다 다릅니다. 갑상선 수술을 받아 신지로이드를 꾸준히 복용해야 하는 분도 있고, 혈당 관리를 위해 인슐린 주사를 맞는 분도 계실 겁니다. 면역력을 유지하기 위해 정기적으로 치료를 받아야 하는 경우도 있지요.

이런 상황에서 모든 것을 한순간에 바꾸기는 어렵습니다. 그렇더라도 누구나 식습관을 자연에 가까운 형태로 조금씩 바꿔 보는 일은 시작할 수 있습니다. 완전히 새로운 방식이 아니라, 우리가 불과 백 년 전까지만 해도 당연하게 먹던 자연에 가까운 방식으로 돌아가는 것이기 때문입니다.

최대한 가공하지 않은 채소, 과일, 통곡물, 견과류, 고기, 생선 등을 섭취해 보시길 바랍니다. 처음부터 완벽할 필요는 없습니다. 하루에 한 끼만이라도 자연식에 가까운 식사를 실천하는 것이 중요합니다. 착즙 주스나 무첨가 채소·과일 주스를 활용해 보면 좋습니다. 핵심은 자연 그대로의 에너지를 내 몸에 채우는 것입니다.

인간이 존엄하게 자연사하기 위해서는, 매일 내 몸에 들어오는 음식부터 자연에 최대한 가까운 형태로 먹어야 합니다. 그렇지 않으면 우리는 죽기 직전까지 항생제를 맞고, 수액을 투여받으며, 이동형 엑스레이와 CT 촬영을 반복하는 삶을 살게 될 수도 있습니다. 결국 마지막 순간엔 병원에서 고통 속에 쓸쓸히 생을 마감하게 될지도 모릅니다. 그래서 지금, 내가 내 몸을 위해 무엇을 선택할 것인지에 대한 인식의 전환이 꼭 필요합니다.

채소·과일식을 시작할 때
어떤 점이 가장 중요할까요?

채소·과일식은 건강을 개선하고 요요 없이 다이어트를 지속할 수 있는 좋은 방법입니다. 하지만 시작하자마자 몸에 있던 모든 통증이 사라지고 즉각적인 효과가 나타날 것이라는 기대는 갖지 않는 것이 좋습니다. 몸은 조금씩, 시간을 두고 반응하기 때문이죠.

눈에 띄는 변화가 없다고 해서 조급해하거나, 며칠 안에 결과를 기대하다 보면 금세 포기하고 싶어질 수 있습니다. 하지만 그 순간을 넘기면 몸은 분명히 변하기 시작합니다. 포기하지 않고 꾸준히 실천하는 시간이야말로 진짜 변화를 만드는 힘입니다.

섣부른 기대는 내려놓아야 하지만, 채소·과일식을 시작하는 것만으로도 몸은 점차 회복의 방향으로 나아가며, 내가 가진 질병이 나을 것이라는 긍정적인 자기 확신과 믿음은 간직해야 합니다. 이런 마음가짐은 치유의 중요한 원동력이 되어, 놀라운 변화를 이끌어내기도 합니다. 결국 채소·과일식을 한다는 것은 단순히 식단을 조절하는 일이 아니라, 내 몸과 마음을 신뢰하고 그 믿음을 실천으로 옮기는 과정입니다.

또한 채소·과일식을 실천할 때 커피 섭취를 중단하는 것도 매우 중요합니다. 특히 약을 복용 중이거나 몸 상태가 좋지 않다면, 가장 먼저 끊어야 할 것이 커피입니다. 커피 역시 술이나 담배처럼 금단 증상이 나타날 수 있으며, 두통, 속쓰림, 이명, 근육통, 소화 불량, 변비 등 다양한 증상이 뒤따를 수 있습니다. 이는 커피로 인해 만성적으로 나타나는 증상일 수 있으니, 채소·과일식의 부작용으로 오해하지 않도록 주의해 주세요.

기대보다는 과정에 집중하기

채소·과일식을 하면서 예상하지 못했던 변화가 생길 수도 있습니다. 예를 들어, 오랫동안 해결되지 않던 부종과 변비가 사라지는 경험을 하는 반면, 살이 점점 빠지면서 일시적으로 변비가 생길 수도 있습니다. 또한 몸에서 배출해야 할 독소가 많을 경우 피부 발진이나 두드러기, 가려움이 나타날 수도 있으며, 일주일 정도 설사를 경험하는 경우도 있습니다. 그러나 이러한 반응들은 몸이 정화되는 과정에서 나타날 수 있는 자연스러운 증상이므로 걱정할 필요는 없습니다. 상식적인 범위 내에서 진행하는 채소·과일식은 결코 우리 몸을 해치지 않습니다.

건강의 기준을 새롭게 바라보는 것이 필요합니다. 채소·과일식을 한다고 해서 24시간 내내 완벽한 컨디션을 유지해야 한다는 강박은 내려놓아야 합니다. 통증이나 컨디션 변화에 너무 민감하게 반응하지 말고, 몸의 자연스러운 흐름을 받아들이는 것이 필요합니다. 또한, 검사 수치에 집착하지 않기를 바랍니다. **건강은 숫자가 아닌, 어떠한 상황에서도 쉽게 흔들리지 않는 내면의 힘을 기르는 과정임을 항상 기억해 주세요.**

채소·과일식을 할 때는 다양한 정보에 휘둘리지 않는 것이 중요합니다. 특정 과일이나 채소를 지나치게 제한할 필요는 없습니다. 예를 들어, 바나나는 운동하는 사람만 공복에 먹어야 한다는 말처럼 비상식적인 말에 영향을 받지 마세요. 우리가 채소와 과일을 먹는 목적은 몸과 마음을 건강하게 하기 위함이니, 스트레스를 받기보다는 편안한 마음으로 식사를 즐기는 것이 더 중요합니다.

몸과 마음이 함께하는 변화

결국, 채소·과일식을 한다는 것은 단순히 몸을 건강하게 하는 것을 넘어, 마음의 변화를 알아차리고 몸에 대한 집착에서 벗어나는 과정임을 이해하는 것이 필요합니다. 기대가 크면 실망과 좌절, 두려움도 생길 수 있습니다. 이런 감정을 자연스럽게 받아들이고 인정하는 것이야말로 건강한 변화를 지속하는 데 중요한 요소입니다. 그래서 저는 채소·과일식이 단순한 식습관의 변화가 아니라, 가장 기본적인 마음 수행이라고 생각합니다. 몸과 마음이 균형을 이룰 때 비로소 진정한 건강과 행복이 찾아옵니다.

채소·과일식을 하지 말라는 건강 지침은 어디에도 없습니다. 이미 고기와 생선 같은 동물성 식품이 각종 암과 치매를 유발할 수 있다는 과학적 근거도 밝혀졌습니다. 하지만 동시에 채소·과일식만을 고집해야 한다는 강박에서도 벗어나야 합니다. 무엇을 먹든 그 순간만큼은 마음 편히 행복하게 드시고, 몸이 해독하는 시간에는 채소·과일식을 실천하면 됩니다. 이처럼 균형 잡힌 접근 방식이야말로 건강과 행복을 지속하는 가장 현명한 길입니다.

아침에 마시는
미지근한 물(음양탕)은
건강에 어떤 도움이 되나요?

우리는 언제부터 눈뜨는 순간부터 눈감을 때까지, 주어진 정보에 의해 하루 종일 통제되는 삶을 살게 되었을까요? 아마도 먹고살 만해지면서 '오래 건강하게 살고 싶다'는 욕구가 커졌고, 그에 따라 관련 정보를 소비하는 문화가 자리 잡은 결과일지 모릅니다.

그런 정보들이 어느새 우리의 일상과 생각을 지배하게 되면서, 정작 가장 자연스러운 하루의 시작조차 쉽지 않게 느껴지곤 합니다. 사실 하루를 시작할 때 가장 좋은 것은, 아무런 생각 없이 그 순간을 고요하게 맞이하는 것이지만, 현실에서는 쉽지 않죠. '일어나기 싫다, 학교 가기 싫다, 출근하기 싫다, 아침 차리기 귀찮다' 등 부정적인 생각이 먼저 떠오르기 마련입니다. 그래서 긍정적인 마음가짐으로 하루를 시작하자는 의미에서 '긍정 확언 챌린지'나 '미라클 모닝' 같은 개념이 등장한 것입니다.

하루를 바꾸는 아침 루틴

생각해 보면, 오늘 하루는 어제 누군가가 간절히 원했던 내일일지도 모릅니다. 하지만 우리는 반복되는 뉴스와 일상에 무뎌져, 그 소중함을 쉽게 잊고 살아갑니다. 그러니 아침에 눈을 뜨는 그 순간만큼은, '오늘 살아 있는 것만으로도 이미 성공한 삶이고, 충분히 감사한 하루다'라는 마음을 떠올려 보세요. 우리 몸은 생각과 마음에 따라 크게 달라질 수 있다는 점을 기억해 주세요. '이렇게 사느니 차라리 죽는 게 낫다' 같은 부정적인 생각이 무의식에 자리 잡으면, 몸도 그에 맞춰 반응하게 됩니다. 그래서 의식적으로라도 긍정과 감사의 마음을 가지려는 노력이 필요합니다. 이불 속에서 천천히 몸을 깨우거나 가벼운 스트레칭을 하며 하루를 시작하는 것도 좋은 방법입니다.

그다음 해야 할 일은, 어젯밤 먹다 남은 커피나 탄산음료가 아니라 물을 마시는 것입니다. 특히 찬물보다는 미지근하거나 따뜻한 물이 좋습니다. 정수기가 있다면 냉수 대신 정수 물을 선택해 보세요. 밤사이 우리 몸은 회복과 재생 과정을 거치며 에너지를 최소화하고, 독소를 배출합니다. 이 과정에서 수분이 사용되기 때문에 기상 후 입이 마르게 되는 것입니다. 몸을 깨우고 수분을 보충하기 위해 가볍게 물을 마시는 것이 좋습니다.

미지근한 물이 몸에 주는 작지만 큰 변화

찬물을 피해야 하는 이유는 체온 유지를 위해 불필요한 에너지를 소모하게 만들기 때문입니다. 무조건 얼음을 넣어 먹는 '얼죽아(얼어 죽어도 아이스)' 습관만 개선해도 몸의 기능이 눈에 띄게 달라질 수 있습니다. 따뜻한 물과 차가운 물을 절반씩 섞어 마시는 '음양탕'은 단순히 플러스·마이너스 에너지를 흡수한다는 개념보다는, 몸이 부담 없이 받아들일 수 있는 온도로 물을 섭취하는 방법이라고 이해하면 좋습니다.

마셔야 하는 물의 양은 정해져 있지 않습니다. 입만 축여도 충분할 수도 있고, 200mL나 500mL를 마실 수도 있습니다. 이는 각자의 몸 상태에 따라 달라집니다. 또한 채소와 과일을 충분히 섭취한 경우에는 별도의 수분 보충이나 나트륨 섭취가 크게 필요하지 않을 수 있다는 점도 기억해 주세요.

하루를 시작하며 물을 마실 때도 이왕이면 벌컥벌컥 들이켜기보다는 자동차 시동을 걸 때 엔진오일이 돌듯, 내 몸에도 윤활유가 퍼진다는 느낌으로 천천히 마셔 보세요. 환경이 나를 지배하도록 두지 말고, 내 마음이 환경을 만들 수 있도록 자꾸 연습해야 합니다.

'하루를 음양탕으로 시작하라'는 이 짧은 문장에는, 순간의 선택들이 쌓여 삶이 만들어진다는 철학적인 의미도 담겨 있습니다. 결국 모든 것은 하나로 연결된다는 말처럼, 어떠한 분야든 극한의 경지에 이르면 깨달음은 비슷해지고, 삶은 오히려 단순해집니다. 너무 어렵게 생각하지 말고, 그저 감사한 마음으로 하루를 시작하고 마무리하다 보면 분명 삶이 더 행복해질 것입니다.

채소·과일식,
하루에 몇 끼를 먹는 게
가장 좋을까요?

진정으로 건강하고 행복해지고 싶다면, 수치에 집착하지 말라는 말씀을 자주 드립니다. 저 역시 처음엔 '하루에 몇 끼를 얼마나 먹어야 할까' 같은 기준을 따지는 데 익숙했습니다. 어릴 적부터 효율을 중시하는 성향이 있었기에, 더 쉽고 빠른 방법만을 찾으려 했죠. 대표적인 예가 바로 건강기능식품이었습니다.

몸이 아프기 시작하면서부터는 약과 함께 좋다는 영양제를 하루에도 수십 알씩 챙겨 먹던 시절도 있었습니다. 반대로 자연 치유력을 믿으며 혼자 공부하고 직접 실천해 보기도 했습니다. 그 과정에서 방향을 잃고 헤매기도 했고, 죽음에 대한 공포가 극에 달했을 때는 모든 가공식품을 끊고, 생식만 하기도 했습니다.

내 몸에 맞는 비율 찾기

가열하지 않은 음식을 먹을 때에만 완전한 영양분을 흡수할 수 있다는 것도 하나의 강박이자 집착이라는 것을 이제는 압니다. 그래서 여러분께 7대 3의 법칙을 실천해 보시길 권하는 것입니다. 이는 각자의 상황과 식습관에 맞게 균형을 잡아가는 데 도움이 됩니다.

예를 들어, 채소·과일식을 70%, 통곡물과 견과류를 30%로 구성하거나, 채소·과일·통곡물·견과류를 70%로 하고 나머지 30%를 동물성 식품(고기, 생선, 유제품 등)과 가공식품으로 채우는 방법입니다. 만약 현재 정반대의 식습관을 가지고 있다면, 5 대 5부터 시작해도 좋습니다. 익숙해진다면 8 대 2, 9 대 1로 점차 넓혀 갈 수 있습니다. 하지만 현대인은 삼시 세끼 고기를 먹거나, 간식으로 가공식품을 끊임없이 섭취하는 경우가 많습니다. 이러한 식습관이 비만과 질병을 부르는 원인임을 직시해야 합니다.

과학 기술이 발달할수록 채소와 과일의 중요성이 더욱 강조되고, 하루 400~500g을 섭취해야 한다는 권장량이 제시됩니다. 하지만 이는 모든 것을 수치로 증명하려는 현대 과학의 한계이기도 합니다. 예를 들어, 연예인 중에서도 적게 먹어도 에너지가 넘치는 사람이 있는가 하면, 엄청난 양을 먹어도 살이 찌지 않는 사람이 있습니다. 격렬한 무대를 소화하면서도 소식을 유지하는 가수도 있고, 반대로 작은 체구로 엄청난 양을 먹는 먹방 유튜버도 존재합니다. 사람마다 필요한 식사량이 다르기 때문에, 남의 방식을 그대로 따라 했다가는 후회할 수도 있습니다.

우리는 원래 각자의 몸에 맞게 먹는 법을 알고 있었지만, 요리 문화가 발달하면서 그 감각을 잃어버렸습니다. 다양한 음식이 욕구를 자극하고, 더 많이 먹도록 유도하면서 간소했던 식습관의 이점도 잊혀졌지요. 그 결과, 소화 불량, 두통, 설사, 변비, 비만 같은 다양한 질병에 시달리게 된 것이죠. 하지만 채소·과일식을 주식으로 삼는다면, 먹는 양에 대한 걱정 없이도 몸은 자연스럽게 균형을 찾아갑니다. 설탕, 액상 과당, 각종 화학 첨가물, 인공 감미료 등에 의해 생긴 당뇨와 혈당 조절 문제로 배 한 쪽, 사과 한 쪽도 마음껏 먹지 못하는 현실을 극복할 수 있습니다. **우리는 자연의 일부이며, 인류가 오랫동안 채소와 과일을 주식으로 삼아 왔다는 사실을 기억할 필요가 있습니다.**

하루 한 끼로 시작하는 변화

산업혁명을 거치며 낙농업과 축산업이 세계 경제의 주축이 되면서, 군수회사나 제약회사보다도 오랫동안 정부에 막대한 영향력을 행사해 온 곳이 바로 육류 관련 이익 단체입니다. 수많은 로비가 있었지만, 가공육과 동물성 식품이 발암 물질이라는 과학적 사실은 명확합니다. 그럼에도 동물성 식품은 '영양학적으로 꼭 필요한', '맛있는 음식'이라는 인식이 강력한 마케팅을 통해 굳어져 왔습니다.

채소·과일식은 하루 세끼 모두 실천해도 좋고, 간식으로는 통곡물로 만든 빵이나 견과류를 드시는 것이 가장 좋습니다. 중요한 것은 하루에 한 번이라도 살아 있는 채소와 과일을 꾸준히 먹는 습관을 만드는 것입니다. 예를 들어, 전날 과하게 먹었거나 가공식품 위주의 식사를 했다면, 다음 날 한 끼 정도는 가볍게 채소·과일 샐러드나 비빔밥, 된장찌개처럼 자연 식재료 위주로 구성해 보는 것이죠. 이렇게만 해도 우리 몸은 스스로 회복하는 힘을 갖게 됩니다. 수치와 상업적 마케팅에서 벗어나, 무엇을 먹든 마음 편하고 즐겁게 실천하는 식습관을 만들어 보시길 바랍니다. 여러분의 건강한 식생활을 응원합니다.

채소·과일식과 일반식 식단은
어떻게 구성해야
가장 효과적일까요?

'채소·과일식을 하면 밥이나 고기는 아예 먹지 말아야 하나?'라는 생각이 들 수 있습니다. 또, 어느 정도 먹어야 영양분을 충분히 채우고 건강하게 지낼 수 있을지도 궁금해지지요. 가장 근본적인 방법은 채소·과일식을 주식으로 삼아 최소 2주, 30일, 100일 단위로 실천해 보는 것입니다.

만약 어제 하루를 돈가스, 피자, 치킨, 감자튀김, 햄버거, 콜라, 맥주로 보냈다면, 오늘 당장 채소·과일식만으로 하루를 보내는 건 현실적으로 쉽지 않을 수 있습니다. 이렇게 갑자기 바꾸면 작심삼일로 끝날 가능성도 크지요. 그래서 일단은 인공적인 맛에서 조금씩 벗어나, 자연의 단맛에 익숙해지는 시간이 필요합니다.

밀가루나 튀긴 음식은 탄산음료를 부르고, 매운 마라탕을 먹고 나서 달달한 탕후루나 믹스커피가 당기는 것도 자연스러운 현상입니다. 한 번에 모든 것을 바꿔 실천할 수 있다면 좋겠지만, 현실은 그렇지 않습니다.

그러니 나만 유독 의지가 약하거나 끈기가 부족하다고 자책하지 마시길 바랍니다. 이미 익숙해진 튀긴 음식이나 구운 고기의 맛을 완전히 끊어내는 것은 누구에게나 쉽지 않은 일입니다. 매일 과자, 초콜릿, 사탕, 아이스크림을 먹던 사람이 일주일 넘게 모두 끊으려 하면, 그 자체가 스트레스로 작용해 오히려 몸에 해로울 수도 있습니다. 그러니 자신의 상황에 맞춰 조금씩 실천해 나가는 것이 중요합니다.

공복엔 채소·과일이 정답

가장 먼저 기억해야 할 것은, 가공식품을 먹기 전에 귤, 바나나, 사과를 한입이라도 먼저 먹는 습관입니다. 즉, 먹고 싶은 음식을 다 먹은 후에 디저트로 과일을 곁들이는 것이 아니라, 식사 전에 먼저 과일을 먹는 습관을 들이는 것이 좋습니다. 물론 부대찌개를 먹고 난 뒤 입가심으로 초코케이크와 캐러멜 마키아토를 먹는 것보다는, 과일이나 과일 주스를 드시는 게 훨씬 낫습니다.

우리가 계속해서 가공식품을 먹기 때문에 살이 찌고, 지방간이 오고, 건강이 나빠진다는 사실을 이제는 받아들여야 합니다. 채소와 과일은 품종 개량으로 당도가 높아져서 더 이상 자연의 순수한 맛이 아니라는 소리는 발로 뻥 차 버리시길 바랍니다. 그런 말에 휩쓸려 채소·과일을 멀리하게 되면, 결국 우리가 먹게 되는 것은 냉동식품이나 가공식품이 될 가능성이 큽니다.

공복에 먹기 가장 좋고 안전한 음식은 살아 있는 채소·과일입니다. 여전히 '바나나, 사과, 고구마는 공복에 먹으면 안 된다'는 이야기가 떠돌지만, 만약 그게 사실이라면 인류는 이미 진작에 멸종했겠죠. 새로운 정보가 등장할 때마다 마치 현대 과학이 밝혀낸 절대적인 진실처럼 받아들여지곤 하지만, 정말 상식적으로 납득이 되는 말인지 한 번쯤은 의심해 봐야 합니다. 도대체 이런 정보가 왜 나왔는지 누가 이득을 보는 건지, 차분히 생각해 보아야 합니다. 그렇지 않으면, 평생 누가 주는 정보에 휘둘리며 살아야 할지도 모릅니다. 스스로 판단하고 선택하지 않으면, 결국 내 건강조차 타인의 기준에 맡기게 됩니다. 건강한 삶을 위해서는 다른 사람의 말보다 '내 몸의 반응'에 더 귀 기울여야 합니다.

지금 이 순간, 행복한 식사부터

채소, 과일, 통곡물, 견과류만큼은 마음 편히 먼저 드시길 권합니다. 그리고 진짜 배가 고프다면 밥도 먹고, 고기도 먹고, 때로는 가공식품으로 군것질해도 괜찮습니다. 중요한 것은 '가짜 허기'에 이끌려 무의식적으로 가공식품을 섭취하는 습관에서 벗어나는 것입니다. 채소·과일식을 통해 이런 중독된 상태를 바꿀 수 있습니다.

완벽한 식단이란 존재하지 않습니다. 하지만 누구나 실천할 수 있는 방법이 바로 채소·과일식입니다. 어떤 사람은 평생 사과만 먹고도 건강할 수도 있고, 또 어떤 노인은 라면만 먹고도 장수하기도 합니다. 우리가 끊임없이 '완벽한 무언가'를 찾고, 그것을 갈망하고 소비하는 이유는 어쩌면 마음속 깊은 곳에 자리한 불안과 초조함 때문일지도 모릅니다. 중요한 것은 지금 이 순간 살아 있음을 온전히 만끽하고, 무엇을 먹든 행복하게 먹는 것입니다. 결국, 그렇게 먹는 방식이, 내 몸에 가장 이로운 식습관이 될 것입니다.

채소·과일 주스를 둘러싼 논란,
어떻게 받아들여야 할까요?

현대 과학과 의학이 여전히 암과 치매를 정복하지 못하는 이유 중 하나는 질병을 반드시 제거해야만 하는 대상으로 접근하기 때문입니다. 물론 항생제나 스테로이드, 진통소염제 등 약을 써야만 하는 경우가 있으며, 수술을 통해 생명을 연장하는 것이 분명한 사실입니다. 하지만 과학 기술 역시, 우리 몸을 완벽하게 만들 순 없다는 걸 인정할 필요가 있습니다. 아무리 값비싼 영양제라 해도, 음식을 전혀 섭취하지 않은 채 그것만으로 생존할 수 없는 것만 봐도 그 한계를 짐작할 수 있습니다.

과학 기술의 발전과 함께, 특히 세계 1·2차 세계대전을 전후로, 인간의 몸에 대한 과학적 연구는 빠르게 확장되었습니다. 호르몬의 작용과 수용체의 역할, 더 나아가 유전자 조합에 대한 연구가 진행되면서 마치 모든 몸의 작동 원리가 밝혀진 것처럼 보였습니다. 하지만 현실에서 병원을 찾으면 여전히 "원인을 모른다"는 말을 듣게 되는 경우가 많습니다. 암과 치매의 주요 원인은 누구나 예상할 수 있는 것들입니다. 즉, 건강에 해로운 음식을 섭취하고, 좋지 않은 환경 속에서 생활하기 때문입니다. 그러나 이러한 문제는 대부분 거대한 산업과 맞물려 있어, 기업들은 이를 해결하기보다는 경제적 이익을 우선하는 경우가 많습니다. 우리는 끊임없이 건강을 해치는 요소들에 노출되며, 동시에 이를 해결하기 위해 다시 소비를 유도당하는 구조 속에서 살아가고 있습니다.

그렇다면 왜 채소·과일을 착즙하거나 갈아 먹는 방식에 대한 반대 의견이 많을까요? 채소·과일이 건강에 좋다는 사실은 널리 알려져 있지만, 이를 효율적으로 섭취할 수 있는 갈아 먹기나 착즙 방식에 대해서는 일부 전문가들이 부정적인 의견을 내놓기도 합니다. 특히 과일이 설탕과 같다는 이유로 섭취를 제한해야 한다는 주장도 있습니다. 그러나 정작 빵, 케이크, 아이스크림, 라면처럼 몸에 안 좋은 가공식품에 대해서는 크게 문제 삼지 않는 경우가 더 많습니다. 또한 어떤 전문가들은 식이섬유를 섭취할 수 있는 갈아 먹는 방식은 괜찮지만, 착즙은 피해야 한다고 주장하기도 합니다.

이런 반대 의견은 주로 혈당 상승과 인슐린 저항성 증가를 이유로 듭니다. 하지만 같은 기준을 적용한다면, 인공적으로 합성된 고용량 비타민 영양제나 항암제, 항생제, 진통제가 간과 콩팥에 미치는 영향도 훨씬 더 신중히 살펴봐야 할 것입니다. 채소·과일에서 추출한 영양소는 건강기능식품이라는 이름으로 쉽게 섭취할 수 있다고 홍보하면서도, 정작 자연 그대로 갈아 만든 채소·과일 주스를 비판하는 것은 분명한 모순입니다.

현대 과학 연구에서도 첨가물이 없는 순수한 채소·과일 주스가 질병 예방과 건강 증진에 효과적이라는 결과가 다수 발표되었습니다. 하지만 그보다 더 확실한 증거는 바로 인류의 오랜 역사입니다. 인류는 불을 발견하기 전부터 채소·과일을 그대로 섭취하거나 약용 효능을 내는 채소·과일들을 통해 건강을 지켜 왔습니다. 불을 사용하게 된 이후에는 약초를 달여 먹는 방식이 발전했고, 동양에서는 이러한 전통이 한방 문화로 이어져 '한약'이라는 개념이 자리 잡게 되었습니다. 실제로 양약으로 인한 간과 콩팥의 손상 사례가 한약보다 훨씬 더 많다는 연구 결과도 있습니다. 일본에서는 이미 한약을 과학적으로 연구하고 있고, 미국의 일부 암센터에서도 한약이 치료에 활용되고 있습니다. 그럼에도 이러한 사실을 아는 의료진은 많지 않은 편입니다.

우리나라에서 유독 채소·과일 주스 섭취 방식에 대한 논란이 큰 이유 중 하나는, 양방과 한방이 조화를 이루지 못하고 대립하는 의료 문화의 영향도 있습니다. 대부분 제약회사가 주는 정보에만 근거해 판단하다 보니, 자연 치유와 통합 의료 관점에서 몸을 바라보기는 쉽지 않습니다. 저는 양약과 한약을 모두 공부하고 접한 한약사로서, 어느 한쪽에 치우치지 않고 우리 건강에 실질적으로 도움이 되는 방법을 찾고자 노력해 왔습니다.

결국 채소·과일 주스의 효과는 직접 경험해 보기 전에는 알기 어렵습니다. 제가 CCA 주스 레시피를 전파한 것도 이러한 맥락에서입니다. 누구나 안심하고 손쉽게 실천할 수 있으며, 그 효과를 몸으로 직접 체험할 수 있기 때문입니다. 기존의 식습관을 유지하면서도 부담 없이 시도해 볼 수 있다는 점에서, 채소·과일 주스는 무리 없이 내 삶에 스며들 수 있는, 믿을 만한 선택입니다.

채소나 과일의 씨와
껍질을 먹어도 괜찮은가요?
건강에 도움이 되나요?

인간이 문자를 발명하고 기록하기 시작하면서 비로소 역사가 만들어졌습니다. 그 가운데 먹고사는 문제만큼 중요한 것은 없었기에, 음식과 약용 식물, 조리 방법에 이르기까지 많은 기록이 남아 있습니다. 이러한 이유로 전통의학은 방대한 데이터를 축적해 온 학문일 수밖에 없습니다. 현대 과학이 밝혀 낸 많은 사실들도, 결국 수천 년의 인류 역사를 통해 남겨진 기록을 바탕으로 하고 있습니다. 몸에 이로운 것뿐 아니라 해로운 것에 대한 기록 역시 중요했으며, 이것이 발전하여 오늘날의 '독성학'이라는 분야로 이어졌습니다. 대표적인 예로 고사리나 살구씨를 들 수 있습니다.

고사리는 반드시 삶아 먹어야 한다고 전해져 왔는데, 현대 영양학에서는 그 이유를 고사리 속 발암 물질 때문이라고 설명합니다. 하지만 삶으면 그 물질이 없어진다는 것이 과학적으로 확인되었습니다. 살구씨에는 아미그달린이라는 성분이 있어, 소화 과정에서 유해 물질이 생성되므로 섭취를 피하라는 것이 일반적인 건강 상식입니다. 하지만 전통의학에서는 그런 성분의 특성을 알고, 살구씨를 약재로 써 온 전통이 있습니다.

버섯도 마찬가지입니다. 인류는 오래전부터 버섯을 영양 보충과 약재로 활용하며 생존에 큰 도움을 받았지만, 독버섯으로 인해 목숨을 잃은 사례도 적지 않았습니다. 결국 약이 효과를 내는 것도, 그 안에 일정 수준의 독성이 있기 때문입니다.

씨와 껍질 속에 담긴 영양의 본질

이제 우리는 더 이상 수렵·채집 시대를 살아가는 것이 아니므로, 채소·과일에 대한 불필요한 걱정을 할 필요는 없습니다. 우리가 먹어서는 안 되는 것들은 이미 배제되었거나 상식으로 잘 알려져 있기 때문입니다. 오히려 우리가 오랫동안 놓치고 있었던 것이 바로 채소·과일의 껍질과 씨앗입니다.

식물은 자신을 보호하기 위해 생리 활성 물질을 만들어 내는데, 이를 피토케미컬이라 부릅니다. 이 물질들은 초식동물을 비롯한 여러 포유류의 생존에 중요한 역할을 해왔으며, 우리가 흔히 아는 비타민과 무기질, 미네랄도 모두 여기에 속합니다.

채소·과일식을 실천할 때 중요한 것은 껍질째 먹는 것입니다. 전체 영양소의 80~90%가 껍질에 포함되어 있기 때문입니다. 물론 조리를 하면 껍질을 먹기 어려운 경우도 있지만, 채소·과일의 놀라운 점은 삶거나 찌더라도 영양소가 상당 부분 유지된다는 것입니다. 한약을 100℃ 이상의 온도에서 오랜 시간 달여도 효능이 유지되는 것과 같은 원리입니다.

제가 가공하지 않은 채소·과일식을 가장 기본으로 실천해 보기를 권하는 이유가 여기에 있습니다. 비싼 한약이나 건강기능식품을 찾기 전에, 자연 그대로의 식품을 섭취하는 것만으로도 우리 몸은 달라질 수 있습니다.

인류는 오랜 시간 동안 이렇게 자연 그대로의 채소와 과일을 섭취하며 살아왔습니다. 종교적으로 보면 오천 년, 진화론적으로는 무려 700만 년이 넘는 시간 동안 말이죠.

가공보다 본래의 식재료를 그대로

오늘날 우리가 채소·과일의 껍질과 씨앗 속 영양소를 효과적으로 먹을 수 있는 가장 쉬운 방법은 갈아먹거나 착즙하는 것입니다. 복잡한 조리 과정 없이도 쉽게 실천할 수 있습니다. 믹서기와 착즙기를 이용해 직접 만들어도 좋고, 유기농 채소·과일을 활용한 제품을 선택해 섭취하는 것도 한 방법입니다. 유통 과정에서 멸균 처리가 되었다 해도, 다른 가공식품들보다 훨씬 더 건강에 이로운 방식이라는 점은 분명합니다. 저는 단지 여러분께 몸에 좋은 자연식 섭취 방법을 안내해 드릴 뿐이지만, 이러한 정보를 불편하게 여길 이익 단체들이 있다는 것도 사실입니다. 결국 선택은 각자의 몫입니다.

무엇보다 중요한 건 지속 가능한 방법을 찾는 것입니다. 아무리 좋은 방법이라도 꾸준히 실천하지 않으면 의미가 없기 때문입니다. 채소·과일만으로 하는 원푸드 다이어트가 자꾸 실패하는 이유도 여기에 있습니다. 자신의 몸 상태에 맞춰 시도해 보고, 포기하지 않는 것이 중요합니다. 그래서 저는 하루 한 끼만이라도, 특히 아침 식사만큼은 커피와 빵 대신 무첨가 채소·과일 주스나 착즙 음료를 권합니다. 그동안 놓치고 있었던 껍질과 씨앗 속 영양소를 통해 몸이 회복되고, 건강을 유지할 수 있기를 바랍니다.

김치나 청국장 같은
발효식품은 몸에 좋다는데,
채소·과일식을 하는 중에는
줄여야 할까요?

동양권, 특히 우리나라의 전통음식인 발효식품이 몸에 이롭다는 점은 분명합니다. 효소나 효모는 우리 몸의 기능을 원활하게 만들어주는 중요한 물질이라고 이해하시면 됩니다. 문제는 이러한 발효식품이 전통 방식에 따라 제대로 만들어졌느냐는 점입니다. 가공육이나 고기가 발암 물질이라고 강조될 때마다 "김치도 발암 물질이라 못 먹겠다"는 댓글을 심심찮게 볼 수 있는데요. 실제로 김치는 국제 기준상 발암 가능성이 있는 음식군에 포함된 적이 있습니다. 하지만 이 역시 김치 자체의 문제라기보다는, 대량 유통을 위해 사용되는 첨가물의 영향으로 보아야 합니다. 예를 들어, 젓갈에 들어가는 아질산나트륨, 색소, 보존제 같은 화학 물질들이 그 원인으로 지적됩니다. 이러한 문제는 김치뿐 아니라 쌈장, 고추장, 초장, 간장 등 다양한 발효식품에도 해당됩니다.

발효식품, 선택이 건강을 만든다

예전엔 단맛을 내기 위해 주로 설탕이 쓰였지만, 요즘은 값싼 인공 감미료가 그 자리를 대신하고 있습니다. 더 싸고 강한 단맛을 내기 위해서인데, 그만큼 단맛에 익숙해지고 의존하게 만들기도 하지요. 정제 소금도 마찬가지입니다. 미네랄 같은 좋은 성분은 줄어들고, 나트륨 섭취량은 늘어나면서 건강에 부담이 되는 경우가 많아졌습니다. 결국 발효식품을 줄여야 한다는 주장도, 이러한 나트륨 과잉 섭취가 각종 성인병의 원인이 될 수 있다는 연구에서 비롯된 것이지요.

하지만 소비자가 바뀌면 기업도 바뀝니다. 돈을 더 주더라도 전통 방식으로 제대로 만든 발효식품을 선택하신다면, 건강하게 즐길 수 있습니다. 저는 여러분께 유기농 채소를 직접 기르거나, 모든 음식을 일일이 만들어 드시라고 권하는 게 아닙니다. 우리는 이제 음식 준비에 많은 시간을 들이지 않아도 되는 시대에 살고 있으니까요. 결국 중요한 건, 내 소중한 돈을 어디에 쓰느냐의 선택입니다. 옷이나 신발 같은 걸로 보이는 소비보다는, 매일 내 몸에 직접 들어오는 음식에 더 많은 가치를 두는 것, 그것이야말로 현명한 소비라고 믿습니다.

오랜 세월 우리 민족의 건강을 지켜 온 발효식품은, 먹는 즐거움은 물론이고 몸에도 이로운 영향을 주는 소중한 식문화입니다. 특히 청국장처럼, 가공 이후에도 효소가 살아 있어 몸속에서 그대로 작용하는 음식들도 있지요. 이런 전통음식은 어떤 걸 고르고 어떻게 선택하느냐에 따라, 건강한 식생활로 충분히 이어질 수 있습니다.

음식은 즐겁게, 선택은 현명하게

채소·과일식을 실천하시는 분들이 자주 궁금해하시는 질문들이 있습니다. "양배추를 삶아서 쌈장에 찍어 먹어도 괜찮을까요?", "비빔밥에 고추장을 넣어도 될까요?", "통곡물을 먹을 때 김치랑 함께 먹어도 되나요?" 같은 물음들인데요. 이런 고민을 하시는 것만 봐도, 이미 튀긴 음식이나 초가공식품을 멀리하려고 노력하고 계신다는 뜻일 겁니다.

하지만 요즘처럼 건강 정보가 넘쳐나는 시대에는, 그동안 건강하게 잘 드셔 왔던 발효식품조차 괜히 불안하게 느껴질 때가 있습니다. 그러나 너무 걱정하지 않으셔도 됩니다. 여태껏 맛있게 드셨고, 건강에도 특별히 문제가 없었다면 앞으로도 편안한 마음으로 드셔도 괜찮습니다.

중요한 건, 음식 때문에 스트레스를 받지 않는 것입니다. 불필요한 걱정과 두려움이 오히려 몸에 해가 될 수 있다는 사실, 꼭 기억해 주세요. 김치나 쌈장, 청국장 같은 발효식품을 고르실 때는 성분표와 함량표를 한 번 더 확인하시고, 가능하면 전통 방식으로 만든 제품을 선택해 즐겁게 드시길 권해드립니다.

완전 건강 한눈에 보기

- 성분표를 확인해 인공첨가물이 없는 제품인지 살펴보세요.
- 전통 방식으로 정직하게 만든 발효식품이라면 더 좋습니다.
- 짠맛이 걱정된다면 양을 줄여 가볍게 곁들이는 것도 방법입니다.
- 김치나 청국장은 채소·통곡물과 함께 드시면 좋습니다.
- 걱정보다는 즐거운 마음으로 드시는 게 건강에 더 좋습니다.

채소·과일식을
추천하는 연령대가 있으신가요?
일찍 시작할수록 좋을까요?

어쩌다 보니, 우리가 오랫동안 주식처럼 먹어 왔던 채소와 과일이 어느 순간 '되도록 피해야 할 음식'으로 여겨지게 되었습니다. 혈당을 올린다는 이유로 추운 겨울철 즐겨 먹던 군고구마나 부드러운 식감이 일품인 홍시를 멀리하면서도, 정작 믹스커피와 라면은 별다른 고민 없이 먹곤 합니다.

곰곰이 생각해 보면, 이유식을 시작할 때 아이에게 처음 먹이는 것도 채소와 과일입니다. 하지만 점차 다양한 음식을 접하면서 가공식품과 기름진 음식을 많이 먹게 되고, 그로 인해 몸은 점점 무거워지고 아프기 시작합니다. 풍요로운 식생활 속에서 우리는 과잉 섭취로 인한 비만과 만성 질환에 시달리고 있는 셈입니다.

언제 시작해도 좋은 채소·과일식

채소·과일식은 특정한 연령대나 시기를 따질 필요 없이, 언제 시작해도 좋은 식습관입니다. 지금 바로 실천해도 늦지 않습니다. 사실 우리의 생존을 위해 꼭 필요한 요소는 몇 가지뿐입니다. 공기, 물, 음식이죠. 여기에 적절한 체온 유지와 노폐물의 원활한 배출이 더해지면, 우리는 건강하게 나이 들 수 있고, 생의 마무리도 자연스럽고 평온하게 맞이할 수 있습니다.

현대 과학에 따르면, 인간의 소화기관은 본래 육식에 맞춰 설계된 것이 아닙니다. 만약 지금 당장 배가 몹시 고픈 상황에서 살아 있는 돼지 한 마리와 사과 한 개가 눈앞에 있다면, 어떤 걸 먼저 드시겠습니까? 직접 손에 피를 묻혀 가며 동물을 도축하고 싶은 사람은 거의 없을 것입니다. 결국 우리는 가공이나 조리 과정을 거쳐야만 고기를 부담 없이 먹을 수 있습니다.

물론 튀기거나 양념한 고기가 채소보다 더 맛있게 느껴지는 건 사실입니다. 하지만 이런 음식을 소화하려면 훨씬 많은 에너지가 필요하고, 장기적으로는 건강에 부담이 될 수 있습니다. 실제로 많은 연구에서 과도한 육류 섭취가 암을 비롯한 다양한 질병의 원인 중 하나로 지목되고 있습니다.

근육을 만들기 위해 동물성 단백질이 꼭 필요한 것은 아닙니다. 식물성 단백질만으로 충분히 건강한 몸을 만든 비건 보디빌더들의 사례가 이미 많이 알려져 있죠.

이와 관련해 꼭 한 번 보셨으면 하는 다큐멘터리가 하나 있습니다. 바로 《더 게임 체인저스(The Game Changers)》(2018)입니다. 유튜브에 올라온 요약 영상만 보셔도 충분한데요, 채식만으로도 체력과 근육을 유지할 수 있다는 운동선수들의 생생한 사례와 실험을 통해, 우리가 얼마나 축산업과 육류 산업의 마케팅에 익숙해져 왔는지 실감하실 수 있을 겁니다. 동시에 채소·과일식이 얼마나 큰 가능성을 지닌 식습관인지, 과학적인 근거를 통해 확인하실 수 있습니다.

채소·과일식은 기본적으로 우리 몸의 면역력을 높이고, 자연 치유력을 극대화하여 건강한 노화를 돕습니다. 이 치유력의 중심에는 '림프 시스템'이 있습니다. 혈관처럼 온몸을 흐르며 노폐물과 독소를 배출하는 림프계는, 우리 몸의 회복력을 좌우하는 핵심 기관입니다. 명상이나 사유만으로도 림프계를 활성화시키는 수행자들의 이야기처럼, 림프 시스템은 조용하지만 근본적인 치유의 힘을 가지고 있습니다. 하지만 일반인이 그런 경지에 이르기는 쉽지 않기 때문에, 우리에게 가장 현실적이고 효과적인 방법은 바로 채소·과일식을 꾸준히 실천하는 것입니다.

자연 치유력을 깨우는 가장 좋은 방법

노화와 염증의 원인으로 알려진 활성산소는 해로운 역할도 하지만, 우리 몸에 꼭 필요한 기능도 합니다. 중요한 건 그 균형을 잘 맞추는 일인데, 여기서 핵심 역할을 하는 것이 바로 산화질소입니다. 채소·과일식은 이 산화질소를 자연스럽게 공급해 주는 가장 효과적인 식품입니다.

누차 강조 드리지만, 영양제나 링거만으로 건강을 지키기는 어렵습니다. 채소·과일식을 중심으로 통곡물, 견과류 등을 드시면서 고기나 생선도 적절히 함께 드셔도 괜찮습니다. 삶을 120세까지 연장하겠다는 생각으로 모든 걸 지나치게 통제하거나 억누를 필요는 없습니다. 가끔은 빵, 라면, 돈가스, 국수, 자장면 같은 음식도 즐기며 균형을 맞추는 것이 오히려 오래 실천하는 데 도움이 됩니다.

현대인은 예전보다 훨씬 많이 먹고 있습니다. 특히 유아기와 청소년기에 길들여진 가공식품 위주의 식습관은 40~50대부터 그 영향이 서서히 드러납니다. 60~70대에 암 진단을 받았더라도 포기할 필요는 없습니다. 채소·과일식을 실천하면 림프 시스템이 다시 활성화되기 시작합니다. 우리 몸은 본래 강한 자연 치유력을 지니고 있고, 그 힘을 끌어올리는 가장 좋은 방법이 바로 채소·과일식입니다. 독소와 염증을 줄이고 항산화 효과를 기대한다면, 다른 무엇보다 자연이 준 가장 기본적인 음식으로 돌아가는 것이 중요합니다.

채소·과일식은 언제 시작해도 좋은 식습관이며, 나이에 상관없이 누구에게나 이로운 방식입니다. 일찍 시작할수록 좋지만, 지금 이 순간부터 실천해도 충분합니다.

성장기 어린이도
채소·과일식을 해도 되나요?
고기를 줄이면 성장에
문제는 없을까요?

돌이 지나 이유식을 시작할 때, 소화가 쉬운 음식부터 천천히 먹이라는 권장 순서가 있지만, 실제로는 그렇지 않은 경우도 많습니다. 어떤 부모는 치킨의 튀김옷을 벗겨 주면서 아이가 잘 먹는다고 계속 주기도 합니다. 하지만 유아기 아이들이 고기를 좋아하는 것은 몸에 꼭 필요해서라기보다, 단순히 맛있기 때문입니다. 많은 부모님들이 성장기에는 고기를 많이 먹어야 한다고 믿으며, 나이가 들어서도 단백질을 보충하려면 고기를 꼭 먹어야 한다고 생각합니다. 자녀를 여럿 키워오신 어머님들조차도 그렇게 생각하시는 경우가 대다수입니다. 이런 믿음은 손주들에게도 이어지며, "잘 크려면 고기를 많이 먹어야지"하며 자연스럽게 고기를 챙겨 주십니다.

하지만 인류의 역사에서 이렇게 고기를 풍족하게 먹은 시기는 길지 않습니다. 고기를 많이 먹는 것이 인구 증가와 직접적인 연관이 있다고 보기도 어렵습니다. 세계에서 가장 인구가 많은 나라는 중국이 아니라 인도입니다. 2024년 기준 약 82억 명의 세계 인구 중 인도는 약 15억 명을 차지하며, 힌두교의 영향으로 오랜 시간 동안 육식을 금지해 온 문화가 자리 잡고 있습니다. 일본 역시 1800년대까지 종교적인 이유로 육식을 거의 하지 않은 국가였습니다. 최근에는 동물 복지나 환경 보호를 위해 고기를 줄이는 비건 인구도 세계적으로 꾸준히 늘고 있습니다.

성장에 필요한 건 고기보다 '균형'

그렇다면 고기를 먹이지 않아도 아이의 성장에 부족함은 없을까요? 네, 꼭 그렇지는 않습니다. 서양인들이 고기를 주식으로 먹어서 키나 덩치가 크다고 생각하는 경우가 많지만, 키나 체격은 식습관보다 유전적인 영향이 훨씬 더 큽니다. 필수 영양소인 탄수화물, 단백질, 지방 중 단백질은 중요한 역할을 하지만, 아주 엄청난 양이 필요한 것은 아닙니다. 또한 고기를 통해서만 얻을 수 있는 특별한 필수 아미노산이 존재하는 것도 아닙니다. 식물성 단백질이든 동물성 단백질이든, 몸에서 활용되는 데 큰 차이는 없다는 것이죠. 오히려 장기간 동물성 단백질 위주의 식사를 할 경우 몸에 염증 유발 물질이 쌓여 염증 반응이 증가할 가능성이 있다는 연구 결과도 있습니다.

한편 '카니보어 다이어트(Carnivore Diet)'라는 것이 있습니다. 특정 질병을 앓고 있던 사람들이 모든 가공식품을 제한하고 오직 고기만 먹으면서 살도 빠지고 피부가 좋아지는 등의 효과를 봤다는 경험담을 바탕으로 전파된 식습관인데요. 그러나 여기서 우리가 주목할 점은 단순히 '고기만 먹었다'는 것이 아니라, 항생제를 사용하지 않고 자연 방목한 동물의 고기를 먹고, 동시에 가공식품을 철저히 배제했다는 데 있습니다. 현재까지는 장기적으로 오직 고기만을 섭취한 사례나 이에 대한 신뢰할 만한 연구 데이터는 충분하지 않습니다. 다만, 10년 이상 고기만 먹을 경우 소화기관과 면역계에 염증 반응 등의 문제가 발생할 가능성이 크다는 점은 분명합니다.

췌장암을 비롯한 일부 질환은 지나친 고기 섭취, 특히 가공육 소비와 관련이 있습니다. 너무 과도한 양의 고기를 그것도 질이

낮은 가공육을 반복적으로 많이 먹을 경우, 간과 콩팥에 부담을 주며, 결국 췌장에도 무리를 줄 수 있습니다. 또한 청소년기 아이들 사이에서 암 발생률 증가, 비염, 아토피 등 자가면역 질환이 늘어나고 있는 원인 중 하나로도 지나친 육류 소비가 지목되고 있습니다.

좋은 음식이 좋은 성장을 만든다

각종 화학물이 범벅된 고기를 자주 먹는 식습관은 어른이 되어서도 이어져, 결국 성인병 발병 가능성을 높입니다. 바람만 스쳐도 극심한 통증을 준다는 통풍 역시 그 대표적인 예입니다. 요산 수치가 높아져 발생하는 통풍은, 과도하게 섭취한 고기를 소화기관이 제대로 분해하지 못하면서 생기는 질환입니다.

아이들은 맛있는 음식을 좋아하기 마련입니다. 그래서 고기를 찾는 것은 자연스러운 현상이며, 많은 부모님이 치킨이나 햄버거를 종종 사줍니다. 하지만 그렇다고 해서 고기를 아예 멀리해야 한다는 뜻은 아닙니다. 중요한 것은 균형 잡힌 식습관입니다. 고기를 먹을 때는 쌈 채소와 함께 먹는 습관을 만들어주시는 게 중요합니다. 또한 콩, 두부, 버섯 등은 영양적으로 고기나 계란에 뒤

지지 않는 훌륭한 단백질 공급원입니다.

요즘은 계란, 치킨, 고기 등의 제품에도 동물복지 인증 로고나 정보 안내가 표시된 경우가 많습니다. 계란에는 난각 번호를 통해 사육 환경 정보를 확인할 수 있습니다. 이는 무항생제, 성장 호르몬제 미사용, 목초 사육 등 환경이 개선될수록, 더 건강한 영양을 얻을 수 있다는 것이 확인되었기 때문입니다. 완전식품으로 알려진 계란은 난각 번호 '1번'을 선택해 드시기를 바랍니다.

무엇보다, 우리가 살아갈 지구가 지나친 육류 소비로 인해 병들어 가고 있다는 사실을 기억해야 합니다. 아이들의 건강을 위해서는 단순히 '고기를 많이 먹어야 한다'는 고정관념에서 벗어나, 보다 균형 잡힌 식단을 고민해야 할 때입니다.

완전 건강 한눈에 보기

- 성장기에도 고기보다 '균형 잡힌 식단'이 더 중요합니다.
- 식물성 단백질도 충분히 성장에 필요한 영양을 제공합니다.
- 고기를 먹을 땐 쌈 채소와 함께, 가공육은 줄이는 습관이 필요합니다.
- 고정관념보다 아이의 건강과 지구를 위한 선택이 우선입니다.

임산부는 영양 섭취가
훨씬 더 중요한데,
채소·과일식만으로 충분할까요?

앞서 성장기 아이들이나 청소년에게 고기가 꼭 필요하지 않다는 이야기를 드린 것처럼, 임산부 역시 반드시 고기를 먹어야만 산모나 태아가 건강하다는 주장은 결코 절대적인 진리가 아닙니다. 인류는 오랜 시간 동안 다양한 식습관 속에서도 건강하게 생명을 이어 왔으며, 인간의 생명력은 그 자체로 경이롭습니다. 특히 새로운 생명을 품고 키울 수 있는 여성의 몸은 더욱 놀라운 능력을 지니고 있습니다.

그럼에도 불구하고 현대 사회에서는 임신과 출산, 갱년기 등을 두고 마치 여성의 몸이 근본적으로 취약하고 문제가 많다는 인식을 심어주는 경향이 있습니다. 이러한 불안과 공포는 소비를 유도하는 마케팅 도구로 활용되기도 합니다. 그 결과, 임신을 준비하는 단계부터 각종 영양제를 챙겨 먹고, 출산 후에는 아기에게 비타민 D와 유산균을 반드시 먹여야 한다는 인식이 퍼졌습니다.

하지만 이렇게 한다고 해서 모두가 더 건강하고 행복해졌다고 확신할 수 있을까요? 절대 그렇지 않습니다. 오히려 각종 질병과 희귀 질환이 늘어나는 실정입니다. 이는 단순히 우리나라의 의료 서비스가 잘 갖춰져 있어 병원을 자주 찾기 때문이라고만 보기도 어렵습니다. 이미 오래전부터 많은 과학자들이 현대의 식습관과 생활 방식이 건강에 미치는 영향을 경고해 왔고, 일부는 자신의 연구를 통해 드러난 불편한 진실을 양심 고백의 형태로 세상에 밝히기도 했습니다. 다만, 우리에게는 그런 이야기들이 잘 전해지지 않을 뿐입니다.

영양보다 중요한 건 불안을 비우는 일

임산부에게 가장 중요한 것은 모든 영양소를 빠짐없이 챙기는 것보다, 불안과 두려움에서 벗어나 편안한 마음을 유지하는 것입니다. 실제로 임신 중에도 술이나 담배(심지어 마약)를 끊지 못하는 산모가 있지만, 모든 경우에 심각한 건강 문제가 발생하는 것은 아닙니다. 물론 이러한 경우 위험성이 높아지는 것은 사실이지만, 항상 나쁜 결과로 이어지는 것은 아닙니다.

그렇다면 이들이 특별한 유전자를 지닌 걸까요? 현대 의학에서는 이러한 사례를 명확히 설명하지 못하는 경우가 많고, 대개 예외적인 사례로 치부해 버리곤 합니다. 그러나 이러한 접근 방식은 인간의 자연 치유력, 특히 여성의 몸이 가진 놀라운 생명력과 적응력을 간과하게 만듭니다. 여성의 몸은 새로운 생명을 품고 키울 수 있도록 강하고 조화롭게 설계되었습니다. 그럼에도 우리는 의료적 기준에 지나치게 의존한 나머지, 여성의 몸이 본래 지닌 자연 치유력을 인정하지 않는 경우가 많습니다.

많은 산모들이 임신 중 몸에 좋다는 음식은 열심히 챙기면서도, 정작 출산 과정에서 사용되는 분만 유도제, 진통제, 마취제, 항생제 등의 약물들이 산모와 태아에게 미칠 수 있는 장기적인 영향은 깊이 고민하지 않습니다. 의료적 개입이 항상 안전한 것만은 아니며, 오히려 평생 질병의 원인이 될 수도 있음을 알아야 합니다. 또한 우리가 매일 챙겨 먹는 종합비타민과 각종 영양제도 부작용이 있을 수 있으므로, 이에 대한 충분한 공부와 신중한 선택이 필요합니다.

그렇다면 채소와 과일 위주의 식단만으로 건강한 출산이 가능할까요? 균형 잡힌 식사를 한다면 채소·과일식만으로도 부족함 없이 충분한 영양을 공급받을 수 있습니다. 이 부분은 산모의 마음가짐과도 연결됩니다. 병원 검진에서부터 시작되는 불안 마케팅이 가장 잘 먹히는 대상이 산모이기 때문이죠. 그래서 무엇보다 중요한 것은 산모가 자신의 몸과 아기를 믿고, 불필요한 걱정에서 벗어나는 것입니다.

믿음이 만드는 건강한 시작

현대 사회에서는 채식 위주의 식단이 영양적으로 부족할 것이라는 선입견이 강하지만, 오히려 육류를 과도하게 섭취하는 것이 건강에 미치는 부정적인 영향에 대한 연구도 많습니다. 그러니 채소와 과일 중심의 식단에 대한 무조건적인 비판에 흔들리지 않기를 바랍니다. 건강 관련 정보는 소비와 연결되기 쉬운 만큼, 스스로 올바른 판단을 내리는 것이 필요합니다. 불필요한 소비를 줄이고, 자신과 태아를 믿으며 균형 잡힌 식습관을 유지하는 것이 무엇보다 중요합니다. 그렇게 임신과 출산을 준비할 때, 사랑하는 내 아이 역시 건강하게 자랄 수 있습니다.

결국, 모든 선택의 책임은 병원이 아니라 엄마에게 있습니다. 단순히 남들이 시키는 대로 따르기보다, 인류가 오랜 시간 이어 온 건강하고 안전한 출산 방식에도 관심을 가져 보시길 바랍니다. 요즘 자연주의 출산을 고민하는 부모들이 늘어나고 있으며, 이에 관한 다양한 책들이 출간되고 있습니다. 중요한 것은 내 몸과 아기를 믿고, 가장 현명한 선택을 하는 것입니다.

채소·과일식으로
건강을 챙기고 싶은데,
술과 담배 중 무엇부터 줄일까요?

술과 담배, 둘 다 참 끊기 어려운 것들입니다. 물론 두 가지 모두 하면서 백세까지 장수한 분들도 있지만, 내가 그 예외적인 경우에 해당하지 않을 가능성이 훨씬 높다는 점을 기억해야 합니다. 특히 약을 복용 중이라면, 둘 중 하나는 반드시 끊어야 합니다.

술은 어느 정도 삶의 즐거움이 될 수 있습니다. 수명은 아무리 길어봐야 100년 남짓이고, 유한한 시간을 살아가는 것이기에, 술이 주는 기쁨을 완전히 부정할 수는 없겠지요. 다만 그 선택의 책임은 결국 자신에게 돌아온다는 점은 잊지 말아야 합니다.

담배, 혼자만의 문제가 아닙니다

담배는 내 건강만이 아니라 가족과 주변 사람에게도 영향을 미칩니다. 간접흡연의 위험성은 이미 명확히 밝혀졌고, 길을 걸으며 내뿜는 담배 연기는 불쾌감을 넘어 타인의 건강을 해치는 행위입니다. '잠재적 살인'이라는 표현이 과하지 않은 이유입니다.

담배에는 수천 가지 유해 물질이 들어 있습니다. 여기에 술까지 함께하게 되면, 중독성과 몸에 주는 해로움은 훨씬 더 커지게 됩니다. 이 두 가지가 함께 작용할 때의 위험성을 간과해서는 안 됩니다.

여기에 더해지는 또 하나의 자극 요소가 바로 커피입니다. 술·담배·커피는 서로를 자극하는 삼각관계와 같아서, 단순한 습관이 아니라 몸 안에서 일어나는 화학반응에 가깝습니다. 담배만 끊고 다른 자극은 그대로 둔다면, 금연이 어려울 수밖에 없습니다. 커피와 탄산음료도 함께 줄여야 금연 성공 확률이 높아집니다.

만약 전자담배를 연초 담배의 대체물로 여기신다면, 오히려 그냥 연초를 피우는 게 나을 수도 있습니다. 전자담배는 연초보다 더 강한 중독성을 유발할 뿐 아니라, 더 다양한 발암 물질을 포함하고 있기 때문입니다. 담배 회사들이 연초에 적용되는 법적 규제를 피하기 위해 전자담배에 집중하고 있다는 점도 주목할 필요가 있습니다.

전자담배는 수증기니까 덜 해롭다는 생각도 잘못된 인식입니다. 이미 다양한 실험에서 유해한 화학 물질이 검출되었고, 그중에는 치명적인 발암 물질도 포함되어 있습니다. 인위적인 화학 대체품들이 만들어 내는 해로움에 대해, 더 이상 눈감아서는 안 됩니다.

술과 담배를 끊는 가장 좋은 방법은 '오늘, 지금 당장 끊는 것'입니다. 물론 한 번에 성공하기 어려울 수도 있지만, 실패하더라도 좌절하지 않고 계속 시도하는 것이 중요합니다. 단순히 내 건강을 넘어서, 가족과 주변 사람들을 위해서라도 담배에 대한 태도만큼은 한 번쯤 다시 생각해 보셨으면 합니다.

몸이 회복되면 입맛이 먼저 바뀐다

채소·과일식의 놀라운 점 중 하나는, 금연과 금주에도 도움이 된다는 점입니다. 강력한 해독 작용을 통해 몸이 회복되기 시작하면, 해로운 것들에 대한 미각이 달라지는 경험을 하게 됩니다. 예전에 맛있다고 느꼈던 술과 담배가 점점 쓰고 역겹게 느껴진다면, 이는 몸이 회복되고 있다는 신호입니다.

중독은 결국 몸 어딘가에 문제가 생겼다는 신호입니다. 가끔 지방간을 이유로 채소·과일 주스를 피해야 한다는 이야기가 돌기도 하지만, 그런 논리라면 술과 담배는 말 그대로 '자살 행위'와 똑같다고 봐야 할 것입니다.

의료진 가운데서도 술을 마시거나 담배를 피우는 분들이 있습니다. 이는 건강에 대한 지식이 충분하더라도, 습관을 바꾸는 일이 결코 쉽지 않다는 것을 보여줍니다. 커피 역시 마찬가지입니다.

실천이 어려운 일일수록, 사람은 종종 그럴듯한 이유를 붙이며 스스로를 설득하곤 합니다. 누차 강조 드리지만, 병원 검진 수치에 연연하지 않으며, 약이나 영양제에 의존하지 않는 건강한 삶을 살겠다는 마음가짐이 있다면, 술과 담배 역시 자연스럽게 멀어질 것입니다. 하지만 무엇보다도, 타인에게까지 피해를 주는 담배만큼은 꼭 한 번 더 깊이 생각해 보시길 바랍니다. 전자담배는 괜찮겠지 하는 순진한 믿음 역시, 이제는 내려놓을 때입니다.

동결 건조한 채소도
가공식품인가요?

살아 있는 채소와 과일을 먹는 것이 중요하다고 말씀드리는 이유는, 우리가 열을 가하거나 튀긴 음식, 화학 첨가제가 들어간 가공식품에 지나치게 둘러싸여 있기 때문입니다. 불의 발견은 인간의 식생활을 풍요롭게 만들었고, 그 덕분에 더 다양한 음식을 안전하게 조리해 먹을 수 있게 되었습니다. 예를 들어 고기는 삶아 먹는 것이 가장 좋지만, 많은 사람들이 바싹 구운 고기나 튀긴 고기에 더 끌리는 것도 현실입니다.

채소·과일식 중에서도 조리가 필요한 재료가 있습니다. 버섯은 조리해서 먹는 것이 안전하고, 콩도 가열하여 두부로 만들면 소화와 흡수가 쉬워집니다. 그래서 고기를 먹지 않는 스님들도 콩과 버섯을 활용한 음식을 많이 드시며, 대표적인 사찰 음식으로 자리 잡게 된 이유이기도 합니다.

식탁 위의 균형 감각

고기를 말려 육포로 만들어 먹듯, 채소와 과일도 오래 보관하기 위해 건조하거나 냉동해 먹는 방식이 생겨났습니다. 최근엔 급속 냉동 후 분말로 만든 생식 제품들도 등장했지요. 물론 이런 가공 과정에서 효소가 열에 의해 파괴되기 때문에, 살아 있는 효소를 섭취하려면 신선한 채소·과일을 우선적으로 챙기는 것이 좋습니다. 하지만 그렇다고 조리된 식품이나 동결건조 제품이 모두 나쁘다는 뜻은 아닙니다. 이는 먹는 즐거움을 넓히고, 생활 속에서 보다 쉽게 실천할 수 있는 하나의 선택이 될 수 있습니다.

삶이 그러하듯, 자연 또한 흑백논리로 단정할 수 없습니다. "이건 좋고, 저건 나쁘다"는 이분법적 사고보다는 균형 있는 시각이 필요합니다. 먹는 것에서부터 조화롭고 열린 태도를 연습하다 보면, 삶 전반에서도 불필요한 괴로움을 줄일 수 있습니다. 행복은

먼 미래가 아니라, 지금 이 순간에 있어야 합니다.

가공식품의 범주에 들지 않는 것은, 열을 가하지 않고 냉동하지 않은 생식뿐입니다. 신선한 과일이 몸에 좋은 이유도 바로 여기에 있으며, 무엇보다 일상에서 간편하게 실천할 수 있다는 장점이 있습니다. 그럼에도 채소·과일식은 때때로 불필요한 공격을 받습니다. 채소와 과일의 개별 성분만을 부각해 문제 삼는 시각은, 전체적인 균형을 보지 못한 판단이라 할 수 있습니다.

물론 이러한 주장에 잠시 흔들리거나 특정 제품을 자꾸 소비하게 되더라도, 그것이 여러분의 잘못은 아닙니다. 우리가 접하는 정보 중에는 의도적으로 소비를 유도하거나 왜곡된 시선을 강화하는 경우도 있기 때문입니다. 하지만 이런 흐름 또한 인간 사회의 한 단면일 수 있습니다. 우리 삶에 그런 면이 있다는 것을 받아들이고 나면, 억울해하거나 분노할 이유도, 굳이 남을 탓할 필요도 없어집니다.

기준은 단순하게, 선택은 현명하게

동결건조 제품이 식사 대용으로 편리하다면 충분히 활용해서도 좋습니다. 냉동 피자나 냉동 만두보다는 영양가가 더 높은 것도 사실이니까요. '이건 다 죽어 있는 음식이 아닐까?'라는 부정적인 생각을 할 필요는 없다는 겁니다.

누차 강조 드리지만, 버섯을 비롯한 약재들은 100℃가 넘는 가열을 통해 새로운 성분이 생성되기도 합니다. 자연의 원리를 이해한다면, 단일 성분을 추출해 만든 화학제품을 장기간 섭취했을 때는 오히려 잃는 것이 더 많을 수 있습니다. 또한 특정 채소와 과일은 냉동했을 때 비타민, 미네랄, 무기질 등의 흡수율이 높아진다는 연구 결과도 있습니다. 물론 이것이 반드시 몸에 긍정적인 효능을 가져온다는 의미는 아닙니다만, 냉동 과정에서 모든 영양소가 파괴되는 것은 아니라는 점은 분명합니다.

여러분이 기억하실 것은, 채소와 과일을 오래 보존하기 위해 고온 살균을 하는 것까지는 괜찮지만, 인위적인 보존제나 각종 화학 첨가물이 많이 들어간 것은 반드시 피해야 할 '초' 가공식품이라는 점입니다. 가공식품을 선택할 때는 채소와 과일 원료의 함량이 높은 제품이 더 나은 선택임을 기억해 주세요.

이러한 맥락에서 말린 과일이나 통조림 과일도 이해할 수 있습니다. 원물 그대로 먹는 것보다는 못하지만, 성분이 완전히 변형된 초가공식품보다는 나은 선택이라는 것이죠. 다만 과일을 충분히 섭취하고 있다면, 이러한 가공 제품을 주식처럼 자주 먹는 것은 피하는 것이 좋습니다.

중·고등학교 과학 시간 때 배웠을 법한 어려운 용어나 원리까지 꼭 알 필요는 없습니다. 초등학생 수준의 상식만으로도 충분히 판단할 수 있습니다. 오랜만에 살아 있는 채소와 과일을 먹으면 소화기관이 적응하는 데 시간이 걸릴 수 있습니다. 하지만 그 불편함을 지나고 나면 위장 기능은 분명 좋아집니다.

반대로, 밀가루 위주의 가공식품을 지속적으로 섭취하면 소화 불량이 오고, 약을 먹고 다시 가공식품을 먹는 악순환이 반복될 뿐입니다. 그런 의미에서 동결건조 제품으로 채소·과일식을 시작하는 것도 좋은 방법이 될 수 있습니다. 성분 함량표를 보면, 화학 첨가물이 없는 제품일수록 가격이 더 높다는 사실을 알게 될 것입니다. 최소한 가공식품이라면, 비싼 게 더 좋은 경우가 많은 것도 사실입니다. 하지만 가격보다, 어떤 기준으로 선택할지 스스로 점검해 보는 것이 더욱 중요합니다. 더 건강한 선택을 위해, 나만의 현명한 기준을 세우시길 바랍니다.

꼭 유기농 과일, 채소를
먹어야 할까요?

세상에 '반드시'란 없습니다. 유튜브 영상의 조회수를 끌어올리기 좋은 문구가 '절대 하지 말아야 할 것', '꼭 해야 할 것' 같은 표현이긴 합니다. 하지만 일상에서는 그런 자극적인 말에 휘둘리지 않고 중심을 잘 잡는 것이 중요합니다.

현재 식품 시장의 대부분은 가공식품이 차지하고 있습니다. 유통 구조상 가공식품의 비중은 매우 크고, 반면 채소·과일로 수익을 내는 것은 일부 대기업을 제외하고는 쉽지 않습니다. 그래서 일부 업계에서는 채소·과일식에 대한 불안과 의심을 조장하기도 하지요. 그 대표적인 공격 중 하나가 바로 농약과 오염된 토양 문제입니다.

먹거리에 대한 이야기이다 보니, 채소·과일식을 실천하려는 분 중에서도 이 부분을 걱정하시는 경우가 많습니다. 물론 농약과 중금속처럼 인체에 해로운 물질은 분명 주의가 필요합니다. 하지만 다행히 현재는 식품 안전 기준이 비교적 잘 마련돼 있어, 크게 걱정하지 않으셔도 됩니다. 특히 선진국에서는 관리 기준이 매우 엄격해, 시중에 유통되는 채소와 과일 대부분은 안심하고 드실 수 있습니다.

그럼에도 여전히 농약이 걱정되어 채소·과일이 꺼려진다면, 고기나 생선 역시 마음 놓고 먹기 어렵습니다. 오염된 토양과 물, 사료는 식물뿐 아니라 동물성 식품에도 영향을 미치기 때문입니다. 결국 우리는 같은 환경 안에서 살아가고 있고, 먹는 모든 것이 그 영향을 받고 있는 것이 현실입니다.

그렇기에 지금 우리가 관심을 가져야 할 것은 유기농 채소·과일입니다. 이는 단순히 내 몸만을 위한 선택이 아니라, 정직하게 농사짓는 착한 생산자들을 응원하고, 생태계를 보호하는 일이기도 합니다. 축산업이 지구 환경에 미치는 영향은 이미 잘 알려져 있으며, 우리가 육류 소비를 조금 줄이는 것만으로도 지구는 회복될 수 있습니다.

국내에도 유기농 제품을 생산하는 기업들이 점차 늘고 있고, 다양한 제품이 출시되면서 선택의 폭도 넓어지고 있습니다. 이와 함께 '유기농은 비싸다'는 인식도 다시 생각해 볼 필요가 있습니다. 몸에 좋을 게 하나도 없는 아이스크림에는 2~3천 원을 쓰면서 유기농 과일이 비싸게 느껴진다면, 어쩌면 소비의 기준을 다시 세워야 할지도 모릅니다. 비염이나 아토피로 고생하는 자녀가 있다면, 유기농 아이스크림 대신 유기농 과일을 선물해 보세요. 고깃값과 비교하면 결코 비싼 선택이 아닙니다.

또한 수입 채소·과일에 대한 막연한 불신도 내려놓을 필요가 있습니다. 수입 농산물 역시 까다로운 기준을 통과해야 유통될 수 있으므로, 지나친 걱정은 하지 않으셔도 됩니다. 한약재에 대한 편견도 마찬가지입니다. '신토불이'라는 마케팅으로 인해 중국산 한약재는 무조건 나쁘다는 인식이 생겼지만, 실제로 우리나라에서 자생하는 약용 한약재는 일부에 불과합니다. 수입 제품 자체를 배척하기보다는, 신뢰할 수 있는 경로에서 잘 선택하는 것이 더 중요합니다.

물론 꼭 유기농만을 고집할 필요는 없습니다. 하지만 먹거리에 대한 고민이 환경 오염에서 비롯된 것이라면, 그것은 결국 인간이 지구를 오염시킨 결과가 되돌아오는 '부메랑' 같은 현상이라는 점도 함께 기억해 주셨으면 합니다. 우리가 할 수 있는 일은, 내가 먹는 음식이 나와 환경에 어떤 영향을 주는지를 돌아보고, 그 안에서 자신에게 맞는 방식으로 조금씩 나아가는 게 아닐까요. 건강을 위한 현명한 소비는 우리의 선택에 달려 있습니다.

완전 건강 한눈에 보기

- 유기농은 필수는 아니지만, 더 나은 선택입니다.
- 농약이 걱정되신다면, 동물성 식품도 예외는 아닙니다.
- 유기농은 건강 · 환경 · 생산자를 함께 생각하는 소비입니다.
- 수입 농산물은 관리 기준이 엄격하니 과도한 걱정은 불필요합니다.
- 중요한 건 완벽보다 먹거리에 대한 올바른 인식입니다.

콩 단백질이
몸을 더 차게 한다는데
괜찮을까요?

채소와 과일의 성질을 찬 것과 더운 것으로 나누는 개념은 한국과 중국에서 깊이 자리 잡은 음양오행 사상에서 비롯되었습니다. 서양에서는 채소와 과일의 효능이나 섭취 시 주의할 점을 설명할 때, 차고 뜨거운 '기운'이나 '성질' 같은 개념을 거의 사용하지 않습니다.

우리나라는 양방과 한방 의료 체계가 분리되어 있어 통합적인 접근이 쉽지 않지만, 중국과 일본은 이를 하나의 체계로 운영하여 의대에서 양방과 한방을 함께 배우고, 의사가 양약과 한약을 모두 처방할 수 있습니다. 특히 일본은 한약을 과립 형태로 보편화하여 누구나 편리하게 복용할 수 있도록 했으며, 이를 미국의 암센터에 수출하기도 합니다.

반면 한국에서는 여전히 찬 성질, 뜨거운 성질을 중심으로 건강 정보를 해석하는 경우가 많습니다. 특정 음식을 먹으면 체질적으로 안 맞아 건강에 해롭다는 인식이 강하게 자리 잡고 있어, 식단 선택에 부담을 느끼는 분들도 많습니다. 실제로 아이스크림이나 얼음은 아무렇지 않게 드시면서도, 불확실한 정보에 갇혀 그렇게 맛있게 먹어 오던 수박도 더 이상 못 먹게 되는 분들이 꽤 많습니다.

내 몸이 먼저 아는 답

여성 호르몬 불균형의 주요 원인은 자연식품보다는 가공식품과 환경호르몬에서 비롯되는 경우가 많습니다. 하지만 일부에서는 콩의 이소플라본 성분이 에스트로겐 불균형을 일으킨다는 낭설과 함께, 찬 성질의 콩이 몸을 차게 만든다고 믿는 경우도 있습니다. 그러나 콩은 전 세계적으로 오랫동안 주요 단백질 공급원으로 섭취되어 왔으며, 이를 뒷받침할 과학적 근거는 부족합니다.

교도소 식단에 콩밥이 많은 것도 다양한 음식 섭취가 어려운 환경에서 영양을 충분히 공급하기 위한 선택입니다.

결국 중요한 것은, 특정 정보나 이론을 내가 어떻게 받아들이느냐 하는 태도입니다. 제한적인 정보에 갇혀 두려움이 쌓이면, 그것이 오히려 몸 상태에 영향을 줄 수 있음을 항상 염두에 두시길 바랍니다.

예를 들어, 냉장 보관한 채소와 과일을 바로 먹으면 체온에 일시적인 영향을 줄 수는 있습니다. 그렇다면 CCA 주스든 착즙 주스든, 실온에서 일정 시간 놔뒀다가 드시면 됩니다. 채소·과일식을 주식으로 처음 접하신 분들이 겨울철 손발이 시리다고 느낄 수 있지만, 너무 조급해하지 말고 1년 사계절을 다 경험해 보시길 권합니다. 실제로 수족냉증으로 고생하시던 분들 중 혈액 순환이 개선되면서 증상이 사라진 경우가 훨씬 많기 때문이죠.

식사의 기준은 나에게 있다

지금의 몸 상태는 그동안 내가 먹어 온 음식과 약, 환경 속의 유해 물질이 모두 복합적으로 작용한 결과입니다. 사람마다 다를 수밖에 없기에 체질 개념은 참고는 될 수 있지만, 그것이 절대적인 기준이 되어 음식 섭취를 지나치게 제한해서는 안 됩니다. 양약은 정해진 용량이 있어 개인에게 정확히 맞는 약량을 조절하기가 쉽지 않습니다. 특히 모든 약에는 부작용이 있으며, 그 부작용이 누구에게 어떤 영향을 줄지는 병원에서도 정확히 알기 어렵습니다. 그렇기에 근본적인 건강 개선을 위해서는 우리가 매일 섭취하는 음식부터 신중하게 선택할 필요가 있습니다.

채소와 과일을 먹을 때는, 내 몸이 편안하게 받아들이는지를 기준으로 삼고 그것들 위주로 드시면 됩니다. 가령 참외를 먹었을 때 복통이나 설사가 심하고 몸이 차게 느껴진다면, 참외 대신 다른 과일을 선택하면 됩니다. '어디에 좋다니까' 혹은 '남들이 먹으니까 나도 먹어야지'라는 이유로 억지로 참거나 무리해서 먹을 필요는 없습니다. 찬 성질과 뜨거운 성질을 지나치게 따지며 머리 아프게 고민할 필요는 더더욱 없습니다.

건강한 식습관이란 특정 기준에 얽매이기보다, 내 몸의 반응을 살피며 균형 있게 먹는 데서 시작됩니다. 너무 복잡하게 생각하다 보면 오히려 실천이 어려워지고, 결국 편한 가공식품으로 다시 돌아가게 됩니다. 내 몸이 편안하게 받아들이는 음식을 중심으로 자연스럽게 균형을 맞춰 나가는 것이 중요합니다.

수입산 과일 위주로
채소·과일식을 해도 괜찮을까요?

언제부터 아보카도가 꾸준히 유행하고 있습니다. 아보카도 오일을 비롯해 다양한 고급 요리 재료로 사용되면서 자연스럽게 수입이 증가하고 있죠. 원래 우리가 자주 먹던 과일이 아니었지만, 글로벌 트렌드에 따라 인기 과일이 되었습니다. 하지만 그 이면에는 대규모 재배를 위한 산림 파괴 등 환경 문제가 뒤따릅니다. 이는 커피 재배나 가축 사육으로 인한 환경 파괴와도 다를 바 없습니다.

바나나, 망고, 파인애플 같은 대표적인 열대 과일도 이제는 큰 부담 없이 쉽게 구입해 먹을 수 있습니다. 불과 1970~90년대까지만 해도 보기 어려운 과일이었지만, 지금은 빠르면 이틀 만에도 싱싱한 현지 과일을 배송받을 수 있는 시대가 되었습니다. 국내에서도 열대 과일 재배가 가능해졌지만, 생산 비용이 높아 가격 경쟁력에서는 여전히 수입산이 우위를 점하고 있습니다.

비타민 C 섭취가 중요하다는 인식이 커지면서 영양제를 찾는 분들이 늘었는데요. 저는 레몬을 직접 드시는 것으로도 충분하다고 말씀드려 왔습니다. 실제로 레몬 소비는 꾸준히 증가했고, 착즙 형태로까지 다양화되면서 일상적인 과일로 자리 잡고 있습니다. 제약회사가 관련 제품을 생산하면서 2030년 이후에도 보편화될 가능성이 큽니다.

레몬 역시 대표적인 수입 과일로, 스페인·이탈리아·미국 등지에서 대량 수입되며 유기농 제품도 비교적 저렴하게 구입할 수 있습니다. 유통 마진을 줄이고 박리다매를 취하는 구조 덕분이지요. 농약 걱정할 필요 없는 유기농 수입 과일을 편히 먹을 수 있는데, 굳이 걱정을 사서 할 필요는 없겠지요.

물가 상승에 따라 대부분의 식료품 가격이 오르지만, 유독 명절이나 기상 악화 시기에 '금값 사과', '금배추' 같은 표현이 뉴스에서 반복적으로 등장합니다. 우리나라는 인구 감소와 함께 식량 자급률이 계속 떨어지는 심각한 식량 안보 문제를 겪고 있습니다. 이 때문에 농민과 어민의 생계를 지원하는 일이 국가적으로 중요한 과제가 되고 있습니다. 하지만 채소·과일 재배 인구는 줄고, 기후 위기로 농업 환경도 점점 불안정해지고 있습니다. 현재는 직거래 및 직배송 시스템이 잘 갖춰져 있지만, 여전히 많은 농산물이 경매나 도매 시장을 거쳐 유통되고, 그 과정에서 유통업체가 가장 큰 이익을 가져가는 구조가 형성되어 있죠.

이러한 관점에서 보면, 채소·과일을 국산과 수입산으로 엄격히 구분하는 것은 더 이상 큰 의미가 없습니다. 예를 들어, 백화점에서 판매하는 명품 사과나 저렴하게 파는 흠집 사과나 영양 성분은 별반 다르지 않습니다. 갈아서 먹거나 착즙용으로 사용한 과일이라면 굳이 백화점 사과를 선택할 필요는 없다는 것이죠. 채소·과일을 선택할 때는 '보기 좋은 떡이 더 맛있다'는 고정관념에서 벗어나시기를 당부드립니다. 그보다는 실속 있는 소비를 하는 것이 중요합니다. 내 몸에 맞고 환경에도 부담이 적은 방식으로 현명하게 소비하는 것이 가장 좋은 선택입니다.

채소는 꼭 생으로 먹어야 하나요?
데쳐 먹어도 괜찮을까요?

당연히 그렇게 드셔도 됩니다. 하지만 샐러드를 생으로 먹으면 소화 효소가 달라져서 문제가 생긴다는 식의 접근은 또 다른 편견을 만들 수 있습니다.

우리가 흔히 먹는 피자나 부대찌개를 떠올려 보시길 바랍니다. 여러 가지 재료가 한꺼번에 섞인 대표적인 음식이지만, 먹고 나서 가스가 찬다고 해서 '이 음식은 조합이 잘못되었다'라고 생각하지는 않으시겠죠? 그런데 채소·과일을 함께 먹었을 때는 유독 가스를 걱정하곤 합니다. 하지만 그렇다고 해서 피자와 부대찌개가 몸에 더 건강하다고 믿는 분은 없을 겁니다. 이 경우는 오히려 가공식품에 익숙해져 있어서, 살아 있는 신선한 음식들을 소화할 준비가 아직 덜 된 것이라고 이해하시면 좋겠습니다.

채소·과일을 반드시 삶거나 데쳐 먹어야 할 특별한 이유는 없습니다. 다양한 요리 문화 속에서 여러 가지 조리법이 생겨났을 뿐, 각각의 방식에 따른 장점이 있는 것이죠. 너무 복잡하게 따질 필요는 없습니다. 실제로 어떤 분들은 해독 주스처럼 채소를 삶아 먹는 것이 소화가 잘되고 효과가 좋다고 믿고 오랫동안 실천해 왔지만, 큰 변화가 없었던 경우도 있습니다. 반면, 생으로 갈아 먹는 CCA 주스나 착즙 주스를 드시기 시작하면서 몸의 변화를 느끼는 경우도 많습니다.

스무디는 되고 착즙은 안된다는 정보에서도 자유로우셨으면 합니다. 채소·과일식도 결국 요리처럼 다양한 방식으로 시도해 보고, 오늘은 이렇게 내일은 저렇게 드셔 보시면 됩니다. 그렇게 하다 보면 어느 순간 자연스럽게 생 샐러드가 편하게 느껴지는 날이 옵니다.

실제로 복숭아나 토마토 알레르기가 있던 사람이 시간이 지나면서 증상이 사라지는 경우도 있고, 반대로 없던 알레르기가 생기는 경우도 있습니다. 인간의 몸은 항상 같은 상태를 유지하지 않기 때문에, 식습관 역시 유연하게 변화할 수 있습니다.

완벽이나 최고의 방법 같은 '특별한 비법'을 찾을 필요가 없는 게 채소·과일식입니다. 포기하지 않고 꾸준히 실천하다 보면, 어느 순간 나에게 가장 잘 맞는 최적의 레시피를 찾게 될 거라 장담합니다. 이 과정과 결과가 궁금하신 분들은 네이버 카페 '조승우 채소·과일식 예방원'에 가 보시면 도움이 될 겁니다. 해 보지 않은 분들과 해 본 분들의 차이는, 결국 '나의 선택'에 달린 것이니까요.

완전 건강 한눈에 보기

- 채소는 꼭 생으로 먹지 않아도 되고, 데쳐 먹어도 괜찮습니다.
- 중요한 건 조리 방식보다 내 몸이 어떻게 반응하느냐입니다.
- 생채소가 불편하다면, 익힌 채소부터 천천히 시작해 보세요.
- 특별한 정답보다는 꾸준한 실천과 유연한 자세가 더 중요합니다.
- 몸은 계속 변하므로, 식습관도 그에 맞춰 자연스럽게 조정해 보세요.

샐러드에 식물성 기름이나
식초를 넣을 때
주의할 점이 있나요?

채소·과일식과 떼려야 뗄 수 없는 것이 바로 드레싱 소스입니다. 올리브유나 발사믹 식초도 결국 채소에 곁들여 먹는 소스의 한 종류로 이해하시면 됩니다. 샐러드를 꾸준히 챙겨 먹는데도 살이 빠지지 않는다면, 그 이유가 소스 때문인 경우가 많습니다. 예전 광고를 떠올려 보면, 샐러드에 빠지지 않던 것이 바로 마요네즈였죠. 하지만 마요네즈나 마가린처럼 인위적으로 가공된 식물성 기름의 위험성이 알려지면서 요거트 드레싱, 아보카도 오일 같은 '건강 소스'로 불리는 대체재들이 소개되고 있습니다.

특히 당근이나 토마토의 경우, 베타카로틴과 라이코펜의 흡수율을 높이기 위해 올리브유에 볶거나 데쳐 먹으라는 이야기가 정설처럼 알려져 있습니다. 하지만 가장 좋은 방법은 채소를 견과류와 함께 먹는 것입니다. 이렇게 하면 굳이 흡수율을 따로 신경 쓸필요가 없습니다.

건강해 보여도 가볍게 넘기지 말 것

그렇다면 우리는 언제부터 올리브유, 아보카도 오일, 발사믹식초 같은 수입 제품을 채소와 함께 먹기 시작했을까요? 사실 이것도 식품회사의 마케팅에 의해 자연스럽게 자리 잡은 식습관이라 볼 수 있습니다. 지중해식 건강 식단 하면 흔히 올리브유를 떠올리지만, 지중해식 식단의 핵심은 올리브유 자체가 아니라 식재료 간의 균형입니다. 아무리 좋은 식물성 기름이라도 과다 섭취하면 오히려 해로울 수 있습니다. 만약 고소한 맛을 찾으신다면, 저온 압착 방식으로 짜낸 들기름을 추천합니다. 기름은 가열하면 산패가 빨라지므로, 너무 높은 온도에서 조리하는 것은 피하는 것이좋습니다.

한편, 동물성 기름의 대표 격인 크릴오일은 중금속 문제 등으로 인해 한때 건강기능식품에서 퇴출되었다가 일반 가공식품으로 판매되고 있습니다. 오메가-3 역시 이러한 이유로 초저온계 식물성 제품으로 대체되는 추세입니다. 이 밖에도 대마종자유, 홍화씨유, 달맞이꽃종자유 등 다양한 식물성 기름들이 동물성 기름보다 건강에 좋다는 마케팅을 내세워 유행처럼 소비되고 있는데요. 하지만 결국, 가공식품을 줄이고 채소·과일의 비중을 늘리는 것이 우리 몸에 훨씬 유익합니다. 좋은 기름이라도 몸에서 제대로 소화·흡수되지 못하면 배출되지도 않고 독소로 작용해 염증을 유발할 수 있기 때문입니다.

식초 역시 우리 몸에 들어갔을 때의 화학적 반응을 고려해 볼 필요가 있습니다. 아세트산은 알코올의 대사 과정에서 생성되는 아세트알데히드를 분해하는 역할을 하기도 하지만, 식초에는 초산, 유기산, 에스테르 같은 강한 산성 물질이 포함되어 있어, 과도하게 섭취할 경우 위장 장애나 간, 콩팥에 부담을 줄 수 있습니다. 치아 손상, 저칼륨혈증, 알레르기 반응 등도 보고된 부작용 중 일부입니다. 실제로 건강에 좋다고 섭취했다가 위장 장애를 겪고 금방 포기하시는 분들도 많습니다.

지나치지 않게, 욕심 없이 채우기

그럼에도 식초는 건강식품으로 인식되며 다양한 형태로 개발·판매되고 있습니다. 예를 들어, 사과식초는 다이어트와 피부에 좋다는 이유로 먹기도 하고 피부에 직접 바르기도 하지요. 하지만 효능을 기대하고 무리하게 섭취하면 오히려 건강을 해칠 수도 있습니다.

감식초처럼 오래 보관하기 위해 발효한 식초는 냉장·냉동 보관 기술이 부족했던 시절의 보존 방식에서 비롯된 것입니다. 전통적으로 한약재의 약효를 높이는 데 식초를 활용하는 방법도 있지만, 매일 한 스푼씩 꼭 챙겨 먹어야 한다는 강박을 가질 필요는 없습니다. 그보다는 다양한 채소·과일을 통해 자연스럽고 안전하게 먹는 것을 권합니다.

서양에서 오랜 시간 먹기 편하게 발전시켜 온 사과발효식초(애플사이다비네거)처럼, 특정 식초에는 분명한 약효가 있는 경우도 있지만, 잘못된 방식으로 섭취하거나 인공첨가물이 많이 들어간 제품을 선택하면 오히려 건강에 해로울 수 있다는 점을 기억해 주세요. 결국 무엇이든 지나치지 않게, 내 몸이 편안하게 받아들이는 만큼 즐겁게 드시는 것이 가장 좋습니다.

직업 특성상 식사 시간이
들쭉날쭉한데, 이렇게 생활해도
채소·과일식 효과를 볼 수 있을까요?

건강을 유지하고 싶거나 몸의 불편함을 해소하고자 한다면, 가장 먼저 생체 리듬의 '3대 주기'를 이해하고 실천하는 것이 중요합니다. 3대 주기란 섭취 주기(낮 12시~저녁 8시), 동화 주기(저녁 8시~새벽 4시), 배출 주기(새벽 4시~낮 12시)를 말합니다. 낮 12시부터 저녁 8시까지는 음식을 먹는 시간이고, 저녁 8시에서 새벽 4시까지는 음식을 소화하고 흡수하는 시간(음식을 먹지 않는 시간)입니다. 새벽 4시부터 낮 12시까지는 몸속의 노폐물을 배출하는 시간이죠. 물론 이 세 가지 작용은 하루 종일 일어나지만, 생활 패턴을

이 주기에 맞추면 신체의 자연스러운 생리 작용이 훨씬 더 원활해집니다. 그래서 이 흐름에 맞춰 식습관을 조절하는 것이 중요합니다.

예로부터 "야식을 피하라" 또는 "건강하게 오래 살려면 소식해라"는 말이 전해져 왔습니다. 이는 과학적으로 분석하지 않아도 경험적으로 입증된 건강 원칙입니다. 현대 의학에서도 호르몬 작용을 통해 간헐적 단식의 원리와 필요성이 밝혀졌으며, 인류는 오랜 기간 해가 뜨면 활동하고 해가 지면 휴식을 취하는 생활 패턴에 적응해 왔습니다. 누차 말씀드리지만, 인간의 신체는 우주여행이 가능할 만큼 환경 변화에 빠르게 적응할 수 있는 능력을 가지고 있습니다. 2교대, 3교대 근무 형태 역시 오래전부터 존재해 왔으며, 그 속에서도 신체는 충분히 적응할 수 있습니다.

군대를 예로 들면, 혼자 생활하던 사람이 하루아침에 수십 명과 함께 생활하며 주·야간 근무를 교대로 수행합니다. 하지만 대부분 건강하게 군 복무를 마칩니다. 이보다 더 확실한 예시는 임신과 육아인데요. 최소 3년간 2~3시간 주기로 밤낮없이 아기를 돌봐야 하지만, 인류는 이를 극복하며 살아남아 왔습니다. 결국 중요한 것은 자신의 신체가 얼마나 강인한지를 믿고 스스로를 긍정적으로 바라보는 일입니다.

특히 밤에 에너지가 넘치고 낮에 회복과 재생이 활발한 저녁형

체질도 있을 수 있습니다. 따라서 직업상 식사 시간이 불규칙하더라도 지나치게 걱정할 필요는 없습니다. 또한, 3대 주기에 대한 강박을 가질 필요도 없습니다. 3대 주기를 실천하는 것이 건강 회복에 도움이 될 수는 있지만, 반드시 엄격히 지켜야 하는 것은 아닙니다. 결국 중요한 것은 잘 먹고, 잘 자고, 잘 배출하는 것입니다. 이 세 가지가 원활하게 이루어진다면 건강을 해칠 이유는 없습니다.

문제는 무엇을, 언제, 어떻게 먹느냐를 더 세심하게 신경 써야 하는 시대에 우리가 살고 있다는 점입니다. 만약 채소, 과일, 통곡물, 견과류 위주의 식단을 유지하고 동물성 식품이나 가공식품을 최소화한다면, 치매나 각종 암 발생률이 현저히 줄어들 것이라고 확신합니다.

늦은 오전이든 오후든, 하루를 시작할 때 처음 먹는 음식으로 채소·과일을 선택해 주세요. 야식을 피할 수 없는 상황이라면, 채소와 과일 위주로 드시고, 근무 전후 또는 시작하기 전에 일반식을 드시는 것이 좋습니다. 이렇게 하면 우리 몸은 큰 차이 없이 3대 주기를 수행해 가니 너무 걱정하지 않으셔도 됩니다. 자신의 제한된 환경을 스트레스로 받아들이지 않고, 긍정적이고 희망찬 마음가짐을 가지는 것이 건강과 행복의 가장 중요한 요소임을 기억해 주세요.

채소·과일식 외에도
자연 치유력을
높이는 방법이 있을까요?

자연 치유력을 이해하는 데 있어 핵심은 림프 시스템입니다. 림프관은 혈관처럼 온몸에 퍼져 있으며, 그 안을 흐르는 림프액은 혈액과 함께 중요한 역할을 합니다. 전통 의학에서는 이를 기경팔맥이나 혈자리 등으로 표현하며, 침을 통해 자극을 주어 림프 순환을 촉진해 왔습니다.

혈액이 산소와 영양분을 공급하는 역할을 한다면, 림프액은 이를 보완하며 노폐물 배출 기능을 담당합니다. 다만 림프관과 림프액은, 혈액과 달리 심장을 통해 순환되지 않고, 신체의 움직임에 의해 순환이 이루어집니다. 보통 혈액이 5L라면, 림프액은 무려 15L에 달합니다. 채소·과일식이 중요한 이유 중 하나도 림프액 생성을 돕기 때문입니다.

내 몸 안의 의사, 림프

운동이 중요한 이유도 결국 림프 시스템을 잘 운용하고 원활하게 유지하기 위함입니다. 독소 배출을 위해서는 먼저 독소가 덜 쌓이도록 식습관을 바꾸는 것이 우선입니다. 채소·과일식은 체내 독소 축적을 최소화하고, 이미 쌓인 독소도 배출하는 데 도움을 줍니다. 그러나 많은 사람들은 건강을 위해서라기보다, 술·담배·기름진 음식을 먹고 즐기기 위해 운동을 하는 역설적인 상황에 처해 있는 경우가 많습니다. 하지만 근본적인 해결책은 식습관의 변화입니다. 먹는 것만 조절되면 운동은 그리 많이 필요하지 않습니다.

나이가 들수록 근력 운동이 꼭 필요하다고 생각하기 쉽지만, 인간은 본래 무리한 노동 없이도 건강을 유지할 수 있도록 설계된 존재입니다. 자연의 일부인 우리는 자연의 섭리를 거스를 수 없습니다. 자연 치유력을 높이는 데 가장 추천하는 두 가지는 '명상'과 '맨발 걷기'입니다. 이들은 특별한 장비나 비용 없이 누구나 실천할 수 있는 건강법입니다. 건강을 위해 각종 운동이 필수라는 건강 정보의 이면에는 관련 산업의 이해관계가 개입되어 있을 가능성이 큽니다. 하지만 명상과 맨발 걷기는 특별한 장비나 비용이 필요하지 않으며, 누구나 실천할 수 있습니다. 운동 기구부터 의류, 신발 등 돈이 많이 드는 여타의 스포츠들과는 다르죠.

호흡 또한 림프 순환을 돕는 중요한 요소입니다. 호흡에 집중하는 것이 곧 명상이며, 몸을 크게 움직이지 않아도 생각과 집중만으로도 몸의 변화를 가져올 수 있습니다. 이는 과학적으로도 검증된 사실이지만, 제약회사나 의료 산업에서는 이를 달가워하지 않을 수도 있습니다. 별도의 약이나 비용을 들이지 않고 건강을 유지할 수 있다는 것은 산업적으로는 반가운 소식이 아닐 테니까요.

예로부터 종교 경전에서도 100년 이상 장수한 수행자들의 기록을 찾아볼 수 있습니다. 이들 중에는 수십 년간 가부좌를 튼 채 수행하며 건강을 유지한 사례도 있습니다. 현대 의학으로 보면 불가능한 일처럼 보이지만, 실제로 그들은 관절염이나 근육 감소 없이 생활했습니다. 동시에 소식을 생활화하며 몸을 관리했죠. 지금도 많은 수행자들이 주기적으로 단식을 통해 몸과 마음을 가볍게 만들고 있습니다. 이 역시 림프 시스템을 회복시키는 데 도움이 되는 원리입니다.

단식을 며칠만 해도 근손실이 오고 몸이 망가진다는 정보에 너무 두려워하지 마시길 바랍니다. 병원에서 포기한 말기 암 환자가 자연 속에서 생활하며 완치된 사례도 이제는 기적이 아닌 현실입니다. 이들이 공통적으로 실천한 것은, 맑은 공기를 마시며 자연과 함께하는 생활이었습니다.

정해진 방식 없는 가장 자연스러운 치유

이런 점에서 우리가 당장 실천할 수 있는 것은 숲속을 거닐며 맨발로 걷는 일입니다. 현대에는 신발이 건강을 지켜 준다고 믿지만, 지나친 보호가 오히려 신체 기능을 떨어뜨릴 수도 있습니다. 손이나 팔이 없는 분들 가운데 발을 손처럼 사용하는 사례를 보면, 인간의 신체 능력은 우리가 생각하는 것보다 훨씬 뛰어나다는 것을 알 수 있습니다. 신발 착용으로 인해 발의 본래 기능을 잃어버린 건 아닌지 돌아볼 필요가 있습니다.

과학적으로도 맨발 걷기가 발 근육 형성과 림프 시스템 활성화에 도움이 된다는 사실이 입증되었습니다. 하지만 여전히 혈자리 개념으로 접근하는 경우가 많아 비과학적이라는 오해를 받기도 합니다. 발 모양이 평발이든 아치형이든 상관없이, 맨발 걷기는 누구에게나 긍정적인 변화를 가져옵니다. 내 상황에 맞춰서 천천히 실천하시면 됩니다.

명상 역시 마찬가지입니다. 꼭 가부좌를 틀고 30분 이상 앉아 있어야 한다거나, 8천 보 이상 걸어야 한다는 식의 기준에 얽매일 필요는 없습니다. 명상과 맨발 걷기의 핵심은 '정해진 방식이 없다'는 점입니다.

지금까지 당연하게 여겨 왔던 격한 운동이나 신발을 신고 걷는 습관을 잠시 내려놓고, 호흡에 집중하며 마음을 평온하게 하는 명상과 자연과 하나 되는 맨발 걷기를 실천해 보세요. 만약 흙길을 걷기 어려운 환경이라면, 집에서 황토볼이나 황토 흙을 활용해도 좋습니다. 내 몸이 직접 느끼는 변화야말로 가장 확실한 증거입니다.

어렵게 생각하지 마시고, 내 몸이 편안하게 받아들이는 만큼 천천히 실천해 보세요. 마라톤을 준비하는 분들도, 그 과정에서 호흡에 집중하고 맨발 걷기를 함께 시도해 보시길 추천합니다. 자연 치유력, 즉 면역력이 높아지는 경험을 직접 경험하시리라 장담합니다.

원장님만의 채소·과일식 황금 비율이 있나요?

2013년, 32살의 나이에 협심증 진단을 받고 극심한 심장 통증을 경험하기 전까지, 저는 건강에 해롭다는 음식들을 가리지 않고 먹으며 지냈습니다. 술을 기본으로 고기, 빵, 라면, 과자, 아이스크림, 치킨, 돈가스, 자장면 등이 주식이었고, 사업을 하면서 간접흡연과 커피 로스팅 과정에서 발생하는 연기에 장기간 노출되기도 했습니다.

이후 자연 치유에 대해 공부하며 식단을 바꾸기 시작했고, 몸도 점차 회복되기 시작했습니다. 물론 저 역시 완전한 채식 생활을 지속하지는 못했습니다. 이미 '먹는 즐거움'에 대한 욕구가 크게 자리 잡고 있었기 때문입니다. 다만 술과 커피만큼은 끊은 뒤 지금까지도 계속 유지하고 있습니다.

몸보다 마음이 먼저 단단해질 때

죽음에 대한 공포를 극복하는 데 약 10년이 걸렸습니다. 그 과정에서 가장 큰 변화는 단순히 가공식품을 피하는 것이 아니라, 음식에 대한 집착과 탐욕을 조절할 수 있게 되었다는 점입니다.

죽음을 마주하는 태도는 사람마다 다르지만, 상담을 해 보면 많은 분들이 "가족들에게 피해를 주기 싫어서" 건강을 지키고 싶다고 말합니다. 그런데 동시에 "죽는 것은 무섭지 않다"라고도 하죠. 하지만 정말 죽음이 두렵지 않다면, 왜 그토록 건강을 지키려 애쓸까요? 사실 누구나 마음 깊은 곳에서는 죽음을 두려워하면서도, 정작 그 감정을 알아차리지 못한 채 살아가는 경우가 많습니다. 그 두려움을 인정하고 받아들이는 순간, 우리는 비로소 불안과 집착에서 벗어나 삶의 본질을 바라볼 수 있게 됩니다.

그러기까지는 시간이 필요합니다. 그전까지는 사소한 것에도 쉽게 집착하고, '오늘은 이걸 먹어서 실패', '이렇게 해서 성공' 같은 기준을 세워 실천 여부에 따라 스트레스를 받을 수도 있습니다. 하지만 그런 시행착오 끝에 우리는 점점 더 단단해지고, 진짜 나만의 삶의 기준을 찾아가게 됩니다.

현재 저는 먹고 싶은 것을 먹어도 큰 무리가 없습니다. 예전에 비해 식사량이 줄었고, 가공식품을 먹는 횟수와 양도 크게 줄었기 때문입니다. 하루 종일 적당량의 채소와 과일만 먹어도 지내는 데 불편함이 없습니다. 기본적으로 저녁 한 끼만 먹어도 생활할 수 있고요. 허기를 느끼는 것에 대한 스트레스도 없고, 음식을 적게 섭취한다고 해서 에너지가 부족하다고 느끼지도 않습니다.

특히 별도의 운동이 필요하다는 생각에서도 자유로워졌습니다. 한때는 팔굽혀펴기 100개, 턱걸이 16개를 한 번에 하고, 하프 마라톤을 2시간 안에 완주할 정도로 운동에 집착하던 시기도 있었습니다. 하지만 지금은 운동에 대한 강박에서도 벗어나, 그저 마음이 가는 대로 몸이 원하는 대로 생활하는 것이 가장 편하다는 것을 깨달았습니다.

결혼 후에는 아내가 챙겨 주는 음식을 잘 먹는 것이 가정의 평화를 위한 길이라는 것을 이해할 만큼 철이 들기도 했습니다. 아내가 원할 때는 맥주 한 캔 정도는 함께 마시기도 합니다. 이제는 더 이상 심장이 언제 멈출지 모른다는 불안에 시달리거나, 허리 통증이나 근육통을 두려워하지도 않습니다. '아파봤자 죽기밖에 더하겠냐'는 생각과, 이 정도로는 죽지 않는다는 경험이 저를 단단하게 만들었습니다.

건강은 완벽한 검사 수치나 통증 없는 몸만을 기준으로 삼을 수 없다는 것도 이제는 압니다. 오히려 언제든 예상치 못한 사고로 죽음을 맞이할 수 있다는 사실을 알기에, 아내 혼자 외롭게 술잔을 기울이게 두기보다 함께 술잔을 부딪히는 것이 행복한 인생임을 깨달았습니다.

잘 먹는 법보다 잘 사는 법

1년을 기준으로 보면, 한 달에 한 번꼴로 저 자신에게 보상을 주듯 돈가스, 피자, 치킨, 라면, 케이크, 아이스크림 등 예전에는 매일 먹던 가공식품들을 먹습니다. 그렇게 지내다 보면 살이 찌고 배가 나오는데, 이렇게 몸이 무거워지는 게 느껴지면 자연스럽게 채소·과일식으로 조절해 줍니다.

식습관을 바꾸고 약이나 병원 치료 없이 건강을 유지하게 된 분들이라면, 조금은 더 편안한 마음으로 생활하셔도 좋습니다. 제가 7대 3의 법칙을 강조하는 이유도 여기에 있습니다. 누군가의 삶을 따라가지 마시고 나만의 삶을 사시길 바랍니다. 그것이야말로 진짜 인생의 주인이 되는 길이며, 바로 그 순간 우리는 가장 행복해집니다.

결과가 어떻든 자신의 선택에 책임을 지는 자세를 가지면 모든 선택이 자유로워집니다. 절망보다는 희망과 긍정의 에너지로 가득 찹니다. 바라는 것들이 이루어지면 좋고, 안 되더라도 그만이라는 여유가 생깁니다. 이렇게 살다 보면 인생은 '이만해서 다행이다' 싶은 크고 작은 사건들 속에서 자연스럽게 삶은 흘러갑니다. 결국 우리가 집중해야 할 것은 내가 입고 먹고 자는 환경이 아니라, 어떤 생각과 마음으로 하루를, 순간을 살아가고 있는지입니다. 그렇게 평온하고 편안한 마음이 자리 잡으면, 남 탓하거나 환경을 원망하는 부정적인 상태에서 벗어나 주변에 사랑을 나누며 살아갈 수 있습니다. 그게 바로 진짜 행복입니다. 육체적인 건강을 넘어 정신이 건강해질 때, 비로소 돈과 인간관계에서도 자유로워질 수 있습니다.

오늘, 나를 아끼는 식탁

제가 전하고자 하는 건강 정보와 상담의 핵심은, 결국 괴로움 없는 마음 상태를 함께 나누기 위해서입니다. 삶에서 가장 중요한 것이 무엇인지 깨닫는 데 30년이 걸렸고, 지금도 10년 넘게 수행을 이어 가고 있습니다. 계속해서 책을 집필하는 이유 역시, 그 깨달음을 보다 쉽게 전하고, 누구나 실천할 수 있도록 돕고 싶은 마음에서입니다.

인간의 삶은 크게 특별할 것도 다를 것도 없습니다. 그러나 각자의 삶은 모두 귀중합니다. 서로 다른 존재이기에 삶 하나하나가 소중하고, 어쩌면 그렇기에 나만 겪는 고통에 더욱 괴로워지는지도 모릅니다. 진정으로 나를 아끼고 사랑하는 방법을 찾고, 그 안에서 삶의 목적을 발견할 수 있다면 그것만으로도 충분합니다.

다만, 굳이 하지 않아도 될 행동으로 인해 아프지 않기 위해, 미리 방지하는 노력이 중요합니다. 내 건강과 행복, 더 나아가 사랑하는 가족들을 위한 행동이 무엇인지 정확히 이해하고 실천한다면, 알지 못한 채 행한 작은 선택들이 불행으로 이어지는 일을 줄일 수 있습니다.

1장을 마무리하며, 이후의 장에서는 보다 구체적인 실천 방법들을 함께 살펴보려 합니다. 부디 이 책을 읽는 동안, 삶이 버겁게 느껴지는 순간에도 다시 한 번 숨을 고르고 걸어갈 힘을 얻으시길 바랍니다. 아무것도 하지 않아도, 특별한 목표가 없어도, 그저 살아가는 것만으로도 우리의 존재 이유는 충분하니까요.

채소·과일식 실천 사례

잘 자고, 잘 먹고, 잘 웃는
하루를 만들어 준 채소·과일식

예방원 카페 활동명: 신나는세자매 | 채소·과일식 684일째

채소·과일식을 시작한 건 단순히 살을 빼려는 이유는 아니었어요. 만성 소화 불량, 위 기능장애, 위하수증, 담적증후군까지…. 소화기관은 늘 내 몸의 약한 고리였고, 어떤 약도 확실한 해결책이 되진 못했죠. 밤잠을 설쳐가며 속이 답답한 날들이 계속되다 보니, 늘 예민하고 작은 일에도 쉽게 짜증을 내곤 했어요.

그러던 어느 날 '채소 과일식'이란 말이 눈에 들어왔고, 책도 읽고 영상도 보면서 작게나마 희망을 품고 실천을 시작했어요. 솔직히 처음엔 '내가 과연 꾸준히 할 수 있을까?' 반신반의했죠. 그

런데 어느새 600일을 지나 700일을 향해 달려가고 있다니, 정말 신기하고 감사한 일이에요.

몸의 가장 큰 변화는 속이 편안해졌다는 거예요. 채소·과일식을 시작하고 나서 처음으로 방귀를 시원하게 꼈을 때는, 웃음이 날 정도였어요. 장이 제 역할을 하니 잠도 잘 자고 예민함도 줄었고요. 마음이 부드러워지고, 하루 시작이 훨씬 가벼워졌어요.

또 하나 놀라운 건, 식단을 바꿨을 뿐인데 삶의 태도까지 달라졌다는 거예요. 예전엔 스트레스를 쇼핑으로 푸는 일이 많았는데, 요즘은 물욕도 충동구매도 많이 줄었어요. 필요한 물건만 사게 되고, 덕분에 집안도 더 간결해졌어요. 생활이 단순해지니 마음도 함께 가벼워졌죠.

가족들과 함께 실천하게 된 것도 큰 기쁨이에요. 때로는 아이가 먼저 과일 도시락을 챙기고, "오늘은 저녁에 채과식 할래요"라고 말할 땐 정말 흐뭇하고 감사한 마음이 들어요. 남편도 회식이 잦은 날이면 "까주스 꼭 챙겨줘~" 하니까요. 가끔 외식이나 일탈이 있어도, '7대 3의 법칙'을 지키면 다시 편안해지더라고요. 지금 제 생활에 가장 잘 맞는 방식으로 자연스럽게 이어 가고 있어요.

세 끼 모두 채소·과일식으로 맞추기보다는, 점심은 채소·과일 위주로 하고 저녁은 가족과 함께 자연식이나 일반식을 먹으려 해요. 이렇게 제 생활에 맞춰 유연하게 실천하다 보니 오히려 더 오래 이어갈 수 있었고, 채소·과일식은 어느새 나를 돌보는 일상의 습관이 되었어요. 특별해 보이진 않아도, 돌아보면 참 많은 것을 바꿔준 고마운 시간이었다는 걸 느낍니다.

앞으로도 무리하지 않고, 지금처럼 꾸준히 이어 가고 싶어요. 채소·과일식이 준 소중한 변화와 기쁨을, 여러분도 꼭 한 번 경험해 보시길 바랍니다.

신나는세자매 님의 실천 기록

신나는세자매 님의 하루 일과

- (기상) 6:30~7:30, 자연스럽게 기상
- (아침) 음양탕 + 까주스(CCA 착즙 주스) + 채소·과일식 조금
- (점심) 채소·과일식, 때에 따라 가족과 외식
- (오후) 고구마, 견과류, 바나나 등 간단한 건강식을 간식으로
- (저녁) 채소쌈, 과일, 들깨 미역국 등 소화가 잘되는 자연식, 일반식
- (운동) 주 3~4회, 동네 산 걷기(왕복 80분), 필라테스, 수영 병행

신나는세자매 님의 한마디

예전엔 늘 소화가 안 돼 힘들었고, 위가 딱딱하다는 진단까지 받았어요. 하지만 채소·과일식을 시작한 후 방귀도 시원하게 뀌고(!) 소화가 잘되어 화도 덜 내게 됐죠. 잠도 잘 자고, 성격도 더 긍정적으로 바뀌었어요. 그냥 음식만 바꿨을 뿐인데, 몸과 마음이 전부 달라졌어요. 저는 오늘도 까주스를 '내 주치의'라 부르며 하루를 엽니다. 1000일을 향해 쭉 함께 가요!

신나는세자매 님의 노하우 소개

- 기상 후 음양탕 한 잔, 까주스 한 컵으로 몸을 건강하게 깨워요.
- 공복을 16시간 유지하면 속이 훨씬 편하고 집중력도 좋아져요.
- 들깨 듬뿍 미역국, 병아리콩 채소피자처럼 가족도 함께 먹는 채소·과일식 메뉴를 자주 만들어요.
- 간식은 과자 대신 바나나, 견과류, 삶은 콩 등을 눈에 잘 띄는 곳에 두어요.
- 외식이나 빵 먹는 날도 있어요. 다음 날은 채과식으로 균형을 맞춰요.
- 주말이나 약속 많은 시기엔 '7대 3의 법칙'을 기억하며 유연하게 실천해요.

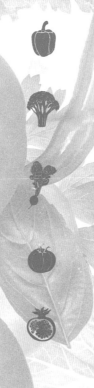

2장

일상 속 건강 고민

내 몸에 이로운 것이 무엇인지 궁금한 당신에게

기울어진 식습관,
내 몸이 보내는 신호에 귀 기울일 때

TV 리모콘으로 채널을 돌리는 걸 개인적으로 참 좋아합니다. 그런데 어느 순간부터 홈쇼핑 채널이 부쩍 늘었다는 걸 자주 느끼게 됩니다. 특히 먹는 것, 그중에서도 건강기능식품 광고가 눈에 띄게 많아졌습니다.

이제는 홈쇼핑뿐 아니라 정보 프로그램, 드라마, 예능에서까지도 건강 관련 제품이 간접광고 형태로 자연스럽게 등장하고 있습니다. 건강 정보 프로그램에서 소개한 최신 건강 트렌드나 비법과 관련한 제품이 같은 시간대 홈쇼핑 채널에서 판매되기도 하죠. 이쯤 되면 이것이 정보인지 광고인지 헷갈릴 정도입니다.

저 역시 채소·과일식의 중요성을 알리고 싶은 마음으로, 배도라지차, CCA 주스, 당근 주스, 버섯차, 쌍화차 같은 전통 원료를 바탕으로 한 제품들의 효능을 홈쇼핑을 통해 알리고자 했습니다. 하지만 현실은 녹록지 않았습니다. 아무리 마진을 줄여도, 한 알에 백 원도 안 되는 영양제나 화학 첨가물이 들어간 가공식품들과는 가격 경쟁이 되지 않기 때문입니다.

그럼에도 여전히 좋은 제품의 가치를 알아보는 분들이 계시고, 그런 분들이 점점 늘어나는 현실이 작은 희망이 됩니다. 특히 레몬 착즙처럼 꾸준히 사랑받는 제품이 있다는 것만 봐도 알 수 있죠. 몸이 먼저 알아채고, 직접 경험한 변화가 입소문을 타는 것입니다. 그래서 저는 언젠가 채소·과일식의 진가가 많은 사람에게 알려져서, 더 많은 분들이 꾸준히 실천하게 될 것이라고 믿습니다. 그런 마음으로 채소·과일의 중요성을 널리 전하고자 노력하고 있습니다.

문제는 정보가 부족한 것이 아니라, 너무 많다는 데 있습니다. 그중 무엇을 믿고 선택할지 갈피를 잡기 어려운 시대입니다. 우리 인간은 생각하는 힘이라는 무궁무진한 능력을 가진 존재이지만, 동시에 반복되는 자극과 노출에 쉽게 익숙해지고 길들여지기도 합니다. 상업주의는 이 점을 정확히 꿰뚫습니다. 특정 식품이 '몸에 좋다'는 광고를 반복적으로 접하면, 우리는 자연스럽게 그것을 믿고, 결국 선택하게 됩니다. 그리고 어느 순간, 그것이 당연한 기준이 되어 버리죠.

우리는 유기농 스무디나 착즙 주스를 새벽 배송으로 신선하게 받아볼 수 있는 시대에 살고 있습니다. 하루를 유산균, 오메가-3, 각종 비타민 영양제와 커피로 시작할 것인지, 혹은 살아 있는 비타민과 무기질, 미네랄이 풍부한 무첨가 채소·과일 주스로 시작할 것인지는 온전히 나의 선택입니다. 그리고 그 선택의 결과 역시, 결국 내가 감당해야 할 몫입니다. 남 탓을 할 수 없고, 누구도 내 건강을 대신 책임져주지 않습니다. 누가 좋다고 해서, 누가 추천해서가 아니라, '정말 이것이 내 몸에 도움이 되는가'를 스스로 판단할 수 있어야 합니다.

1장에서 건강에 대한 큰 흐름과 원칙을 이야기했다면, 2장에서는 보다 현실적인 고민과 질문에 대한 답을 나누려 합니다. 기존에 알고 있던 상식의 틀을 벗어날 필요가 있습니다. 우리가 믿어 온 건강 상식 중에는 오해나 편견도 많기 때문입니다. 어떤 정보는 지나치게 단정적이고, 어떤 이야기는 불필요한 불안을 조장하기도 합니다. 믿어왔던 것들이 사실과 다를 수도 있다는 점을 받아들이는 것은 결코 쉬운 일이 아니지만, 건강한 삶을 위해서는 열린 마음으로 바라보는 자세가 필요합니다. 그저 한 발짝 물러나서, 지금까지와는 조금 다른 시선으로 건강을 바라볼 수 있기를 바랍니다.

그리고 꼭 짚고 넘어갈 것이 하나 있습니다. 우리가 먹고 소비하는 모든 행위는 단지 개인적인 일이 아닙니다. 내가 고른 제품 하나가 시장의 흐름을 바꾸고, 사회 전반에 영향을 줄 수 있습니다. 일상의 선택이 모이면 그것은 흐름이 되고, 힘이 됩니다.

후회 없는 삶을 살기 위해 중요한 건, 지금 내가 어떤 기준으로 선택하고 있는지를 돌아보는 일입니다. 어떤 정보가 내 귀에 들려올 때, 그 내용을 곧이곧대로 받아들이기보다는 한 번쯤 스스로 물어보시길 바랍니다. "이 정보는 왜 지금 나에게 들려오는 걸까?", "누구에게 이득이 되는 이야기일까?" 이런 질문 하나하나가 생각보다 많은 걸 바꿔 놓을 수 있습니다.

이 장이 그런 고민과 선택의 과정에 작은 힘이 되길 바랍니다. 너무 무겁게 생각하지 않으셔도 괜찮습니다. 가벼운 마음으로, 편안하게 읽어 내려가 주시길 바랍니다.

현대인들에게 채소·과일식이 필요한 이유는 무엇인가요?

인간의 기본적인 욕망 중 하나가 바로 식욕입니다. 먹는다는 것은 단순한 생존의 문제가 아니라, 삶의 질과 직결된 중요한 요소입니다. 하지만 현대 사회에서 우리는 치느님이라 불리는 치킨을 비롯해 피자, 라면, 햄버거 등 가공식품과 육류 중심의 식단에 익숙해져 있습니다. 사실 육식이든 채식이든 어느 한쪽에 치우지 않고 조화롭게 먹는다면 문제가 없겠지만, 현실은 채소와 과일을 충분히 섭취하지 않는 방향으로 흐르고 있습니다. 먹는 분야에서 채식의 비중이 압도적으로 줄어들면서, 가공식품과 육류 중심의 식습관이 건강에 미치는 부정적인 영향과 문제점이 점점 더 드러나고 있습니다. 이에 따라 세계보건기구(WHO)를 비롯한 다양한 의료기관에서도 건강을 위해 가장 강조하는 것이 바로 채소와 과일의 충분한 섭취입니다.

면역은 채소에서 시작된다

한번 생각해 보세요. 정말로 채소와 과일이 문제라면, WHO에서 이를 적극 권장할 이유가 없지 않을까요? 반대로 가공육과 고기류가 몸에 이롭다면, 우리가 흔히 보는 "가공육이 암을 유발할 수 있다"는 경고 문구는 존재할 수 없었을 겁니다. 운동보다 우선적으로 강조되는 것이 건강한 음식, 즉 자연에서 온 채소와 과일을 섭취하는 것이란 점은 우리가 평소 이를 제대로 챙기지 못한다는 사실을 반증합니다.

채소와 과일은 면역력을 높이고, 신체의 회복과 재생을 돕는 역할을 합니다. 우리의 몸이 최상의 컨디션을 유지할 수 있도록 돕는 기본적인 요소인 셈이죠. 특히 채소와 과일에만 포함되어 있는 식이섬유는 장 건강을 돕고 변비 해결에 필수적이지만, 가공식품이나 육류에서는 찾을 수 없습니다. 많은 사람들이 장 건강을 위해 유산균을 찾지만, 본질적으로 변비 해결의 가장 중요한 열쇠는 충분한 식이섬유 섭취입니다. 또한 채소와 과일에 함유된 다양한 항산화 물질, 비타민, 미네랄들은 면역 시스템을 활성화시켜 우리 몸이 스스로 회복하고 재생할 수 있도록 돕습니다.

현대 사회에서는 바쁘다는 이유로, 혹은 편리하다는 이유로 자연에서 온 식품보다 가공식품을 더 쉽게 선택하곤 합니다. 그렇게 자극적인 맛에 길들여진 우리는 편의점에서 바나나 샐러드를 손쉽게 살 수 있지만, 결국 자극적인 맛을 내는 가공식품에 손을 뻗게 됩니다. 영양제를 챙겨 먹으면 채소와 과일을 대체할 수 있을 것 같지만, 이는 오해입니다. 현재의 제약 기술로는 자연 그대로의 영양을 완벽히 대체할 수 없으며, 오히려 장기간 영양제에 의존할 경우 부작용이 나타날 수 있습니다.

균형 있는 식탁, 흔들림 없는 하루

채소와 과일을 더 챙겨 먹는다고 해서 반드시 채식만 해야 한다는 뜻은 아닙니다. 현대인은 가공식품, 육류 그리고 수많은 영양제에 익숙해져 있습니다. 하지만 육류와 가공식품에 치우친 식습관에서 벗어나 균형을 찾는 것이 중요합니다. 우리 몸은 오랜 시간 살아남기 위해 최적화된 시스템을 갖추고 있습니다. 우리가 생각하는 것보다 적은 양의 음식으로도 충분한 에너지를 얻을 수 있습니다. 허기를 느끼고 배불리 먹는 것은 영양분 섭취 때문이라 기보다는 식탐이나 욕구를 채우려는 마음에서 비롯되는 일이 더 많습니다. 가공식품 위주의 식단에서는 필수 영양소가 부족하기 때문에 자연스럽게 과식하게 되는 것입니다. 예를 들어, 라지 사이즈 피자 한 판을 혼자서 다 먹는 것은 단순한 배고픔 때문이 아니라, 자극적인 맛과 식탐을 만족시키기 위한 경우가 많습니다.

결국 채식 식단은 고기를 먹지 말자는 것이 아니라, 몸에 필요한 영양을 균형 있게 챙기기 위한 선택입니다. 생으로 먹든, 갈아먹든, 착즙 형태로 먹든, 채소와 과일을 충분히 먹는 것이야말로 건강한 삶을 지키는 가장 기본입니다. 또한 동물성 식품을 먹을 땐, 질 좋은 고기를 골라 바르게 조리해 먹는 것이 중요합니다. 술과 담배의 해로움만큼이나, 육류나 가공식품을 지나치게 먹는 것 역시 건강을 해칠 수 있다는 점을 잊지 말아야 합니다.

채소와 과일을 충분히 먹으면 몸이 먼저 반응합니다. 영양이 제대로 공급되기 시작하고, 몸의 회복력과 재생력이 살아나 아프지 않고 건강하게 나이 들어갈 수 있습니다. 식단의 균형을 지키며 중심을 잘 잡아가는 연습을 하다 보면, 몸과 마음이 편안해지고 삶은 한결 가볍고 행복해집니다.

생식, 채식, 자연식,
채소·과일식은
무엇이 어떻게 다른가요?

가열하지 않은 음식을 섭취하는 것을 기본적으로 '생식'이라고 합니다. 그리고 '채식'은 말 그대로 채소 위주의 식사를 한다는 뜻이지만, 이 안에서도 우유나 계란 같은 동물성 식품을 허용하는지, 고기를 어느 정도까지 먹는지에 따라 여러 갈래로 나뉩니다. 하지만 굳이 식단을 그렇게까지 복잡하게 구분하며 살 필요가 있는지 한번 생각해 볼 문제입니다. 여러분이 많이 들어보셨을 비건도 이 범주에 속합니다.

'채소·과일식'은 채소와 과일을 중심으로 통곡물과 견과류를 섭취하는 식단을 말합니다. 여기에 더해 과일만 먹는 식습관을 가진 사람들을 프루테리언(Frutarian)이라고 부릅니다. 이는 베지테리언과 마찬가지로 먹는 행위를 수행의 한 방식으로 여기는 개념이 들어가 있죠.

'자연식'은 자연에서 온 식재료를 바탕으로 섭취하는 것을 뜻합니다. 가열을 해도 괜찮습니다. 고기 역시 먹어도 됩니다. 다만, 인공조미료나 화학 첨가제를 철저히 배제하는 것이 원칙입니다. 비건이 동물성 원료가 들어가지 않은 가공식품은 먹을 수 있는 반면, 자연식은 가능한 한 인공적인 요소를 배제하고 자연 그대로의 식재료를 활용하는 점에서 차이가 있습니다. 자연식물식은 가공식품의 균형을 고려하며 식단을 구성한다는 점에서, 그 안에 채소·과일식도 포함된다고 볼 수 있습니다.

우리가 어떤 음식을 선택하는지는 단순한 취향을 넘어서, 각자의 환경과 삶의 배경이 자연스럽게 드러나는 부분이기도 합니다. 사람마다 자라온 환경과 삶의 방식이 다르기 때문에, 식습관을 선택하는 기준 또한 다양할 수밖에 없습니다. 하지만 그 기준이 너무 엄격하거나 형식에 치우치면, 오히려 스스로를 힘들게 만들 수 있습니다. 식습관은 내 삶과 건강을 더 나아지게 하기 위한 것이어야 하지, 오히려 불편하고 부담스러운 의무가 되어서는 안 됩니다.

채소·과일식도 마찬가지입니다. 때로 지나치게 엄격한 기준이나 형식을 적용하려는 경우가 있지만, 꼭 그럴 필요는 없습니다. 제가 채소·과일식에 대한 이해를 돕기 위해 '죽은 음식'과 '산 음식'이라는 표현을 쓰기도 했지만, 가열이나 가공이라는 기준에 지나치게 집착하지 않아도 됩니다. 중요한 건 자연식물식이라는 큰 틀 안에서, 채소·과일·통곡물·견과류 등을 다양한 방식으로 즐겁게 먹는 일이니까요. 때로는 고기나 가공식품도 마음 편히 드시는 것이, 오히려 건강하고 행복한 삶에 더 가까운 길입니다.

체질이나 건강 상태에 따라
먹는 것도
다르게 접근해야 하나요?

과학 기술이 발전하면서 현대 의학은 개인 간의 차이를 점점 인정하게 되었습니다. 동양 의학에서는 오래전부터 체질이라는 개념이 사용되어 왔으며, 중국과 우리나라에서는 사상체질, 8체질을 넘어 32체질, 64체질까지도 세분화하여 연구해 왔습니다. 그러다 보니 "저는 무슨무슨 체질이라 사과를 먹으면 안 된다고 하던데, 정말 그런가요?"라는 질문을 많이 받게 됩니다.

우리나라에서는 조선 시대부터 사상체질이 하나의 체계로 정리되어 널리 퍼졌습니다. 하지만 지금처럼 유전자 염기서열까지 분석할 수 있는 시대에 살고 있는 우리는, 체질이라는 개념을 너무 절대적인 기준으로 받아들이기보다는 조금 더 유연하게 바라볼 필요가 있습니다.

예를 들어, 사과나 당근처럼 인류가 오랫동안 먹어 온 음식을 몸이 받아들이지 못하는 경우가 있다 해도, 꼭 체질 때문이라고 보기는 어렵습니다. 식습관이나 환경, 면역 상태처럼 다양한 요인이 함께 작용했을 가능성이 더 크죠.

서양 의학이 한의학을 비판했던 이유 중 하나도, 체질이라는 개념이 과학적으로 설명되지 않는다는 점이었습니다. 하지만 본래 한의학은 사람마다 다른 특성을 고려해 보다 세분화된 진단과 처방을 시도해 왔습니다. 그런 본래 의도가 왜곡된 것 같아 안타깝게 느껴지기도 합니다.

체질보다 중요한 내 몸의 반응

전통 의학에서는 음양오행이라는 개념을 인간의 몸과 자연에 적용하며 체질을 구분해 왔습니다. 차거나 열이 많은 개인의 체질, 그리고 차거나 뜨거운 성질을 지닌 음식으로 나누는 방식이 그것입니다. 그러나 한약이 과학화되면서 그 효과를 인정받아 미국의 암 전문 병원을 비롯해 전 세계로 수출되는 지금도, 처방할 때 체질을 기준으로 삼지는 않습니다. 자연 치유법 중 하나로 약용식물이나 식용식물을 이용한 차 테라피가 독일, 스웨덴, 덴마크 등에서 많이 활용되지만, 역시 체질에 따라 제한을 두지는 않습니다.

저 역시 오랜 임상 경험과 더불어, 현대 약물학과 양약에 대한 공부를 함께 해 왔습니다. 그 과정을 통해, 체질별 접근은 모든 사람에게 적용할 수 있는 보편적인 기준이 될 수 없다는 결론에 이르렀습니다. 사람마다 건강 상태와 생활 환경, 질환의 양상이 달라, 단순히 체질만으로 몸의 반응을 규정하기는 어렵습니다. 특히 면역 반응처럼 복잡하고 민감한 영역은 단순한 체질 구분만으로 설명할 수 없기 때문에, 고정된 기준에 따라 음식을 제한하는 것은 오히려 몸의 균형을 무너뜨릴 수 있습니다.

체질을 따지고 그에 맞거나 안 맞는 음식을 구분하기 전에 먼저 관심을 가져야 하는 것은, 내 몸에 직접적인 영향을 주는 약물입니다. 인류는 오랜 시간 동안 호흡기나 피부를 통해 면역력을 형성해 왔습니다. 먹는 약물도 음식보다 큰 영향을 미치지만, 직접 혈관이나 근육에 주입되는 주사제는 생각 이상으로 훨씬 강력한 작용을 합니다. 이는 반드시 부작용을 동반하며, 제약회사와 의료진, 과학자들 모두가 알고 있는 사실입니다.

먹는 것이 체질을 만든다

우리는 너무 많은 약물과 가공식품에 둘러싸여 살고 있으며, 그로 인해 무엇이 어떻게 작용하는지조차 예측하기 어려운 시대를 살아가고 있습니다. 발달한 과학과 의학 덕분에 외과적 수술이나 약물 치료로 생명이 연장되는 사례는 많아졌지만, 동시에 인류는 희귀 질환과 난치병으로 고통받고 있습니다.

내 체질에 맞지 않는 채소·과일을 먹어서가 아니라, 우리가 섭취하는 약물과 가공식품 속 화학 물질과 인공첨가물들이 면역 체계를 무너뜨리면서 복숭아, 토마토, 땅콩 알레르기가 생긴 것은 아닌지 돌아봐야 합니다. 나만 외계에서 온 특이 체질이 아닙니다. '체질'이라는 개념도 이제는 문화적 배경을 지닌 하나의 관념으로 이해할 필요가 있습니다.

인류는 오랜 시간 동안 다양한 채소와 과일을 먹으며 생존해왔습니다. 반면, 지난 몇백 년 사이 등장한, 우리가 이전에는 먹지 않았던 음식들, 약물, 환경 호르몬, 미세 플라스틱 같은 가공식품과 화학 물질이 몸속에 들어오면서, 우리 몸은 예측할 수 없는 영향을 받고 있습니다.

이제는 정말 중요한 것이 무엇인지 되짚어야 할 때입니다. 결국, 특정 체질 개념에 집착하기보다는, 내 몸이 자연스럽게 받아들이는 음식을 중심으로 섭취하는 것이 더욱 중요합니다. 근본적인 치유가 아닌 증상만을 없애는 데 집착하면서 불필요한 돈을 계속 쓰게 만드는 구조에서 이제는 벗어나시길 진심으로 바랍니다.

완전 건강 한눈에 보기

- 체질은 참고는 되지만, 절대적인 기준은 아닙니다.
- 체질보다 내 몸의 반응을 먼저 살피는 게 더 중요합니다.
- 약물이나 가공식품이 체질보다 더 큰 영향을 줄 수 있습니다.
- 내 몸이 편하게 받아들이는 음식을 중심에 두세요.
- 꾸준한 식습관이 결국 몸의 균형을 만들어 줍니다.

채소·과일식만으로는
부족한 영양소가 있지 않을까요?

현대 과학이 밝혀 낸 사실 중 하나는, 육식을 하지 않아도 건강한 삶을 살아가는 데 영양학적으로 아무런 부족함이 없다는 것입니다. 우리 몸은 오랜 시간 다양한 환경에 적응하며, 필요한 영양소를 자연스럽게 얻을 수 있도록 변화해 왔습니다. 비타민 C나 비타민 K는 음식으로, 비타민 D는 햇빛을 통해 보충할 수 있도록 말이죠. 기능의학이라는 이름으로, 비싼 유전자 검사를 하고 지용성·수용성 비타민 C 등의 특정 영양제를 매일 챙겨 먹을 필요는 없다는 뜻입니다. 중요한 것은 우리가 진짜로 필요한 영양소를 충분히 섭취하고 있는가이지, 매일 영양제를 먹느냐 아니냐가 아닙니다. 어떤 영양제를 챙겨 먹을까 고민할 시간에, 내 몸에 어떤 것들이 들어오고 있는지를 먼저 살펴보는 것이 더 중요하죠.

불안 마케팅과 과잉 소비의 악순환

우리는 불편하고 받아들이기 어려운 정보는 외면한 채, 상업적 목적에 따라 반복적으로 노출되는 정보만 접하게 되는 경우가 많습니다. 이런 정보들은 '지금 내 몸에 문제가 있다'는 인식을 심어주고, 불안을 자극합니다. 이것은 단순히 음식이나 건강 분야에만 국한된 것이 아닙니다. 인류가 무리 짓고 부족을 만들고 사회를 형성하면서, 이익을 위해 진실을 왜곡하는 일은 늘 있어 왔습니다. 하지만 반대로, 남을 위해 헌신하고 나누며 봉사하는 것 또한 인간의 본능적인 속성입니다. 이러한 상반된 요소들이 조화를 이루며 사회가 유지되는 것이겠지요.

하지만 점점 우리는 자신도 모르는 사이에 불필요한 소비에 휩쓸리고 있습니다. 한정판 제품이나 비싼 명품이 나의 가치를 결정한다고 세뇌당하며, 필요하지 않은 소비를 하게 됩니다. 말 그대로 나도 모르게 말이죠. 먹는 것에 대한 소비도 마찬가지입니다.

가짜 맛으로 감각을 교란하는 가공식품들이 넘쳐나고, 그 결과 몸은 여기저기 병들어 갑니다. 이를 해결하기 위해 각종 건강기능식품과 영양제가 유행처럼 쏟아지지만, 아이러니하게도 이들 역시 대부분 화학 첨가물이 들어간 가공식품에 지나지 않습니다.

채소·과일식, 자연 그대로의 힘

이러한 흐름 속에서 진정으로 건강을 지키려면, 가장 기본적인 것에 집중해야 합니다. 자연 그대로의 식재료를 활용하는 것이죠. 당근, 양배추, 사과를 활용한 CCA 주스를 예로 들면, 언제 어디서든 부담 없이 구할 수 있는 재료들로 만들 수 있고, 혈당 조절에도 유리합니다. 게다가 이 세 가지를 함께 착즙하거나 갈아 마시면, 각각 따로 먹을 때보다 영양소 간의 시너지가 생겨 더 큰 효과를 기대할 수 있습니다.

최근 양배추에 대한 불안감을 조성하는 떠도는 이야기에 불안해하는 분들이 있지만, 이는 과도한 걱정일 뿐입니다. 양배추는 비타민 U나 설포라판이라 불리는 대표적인 항산화 및 면역력 개선 성분을 함유하고 있어 위 건강에 도움을 주는 대표적인 식품으로 오랫동안 섭취되어 왔습니다. 채소·과일식이 좋은 이유는 특정 질환이나 특정 부위에만 효과가 있기 때문이 아닙니다. 몸 전체의 자연 치유력을 높여주기 때문에, 내게 불편했던 증상들이 우선 좋아지는 겁니다. 하지만 검사 수치에만 집착하다 보면 오히려 건강한 식생활을 지속하는 것이 어려워질 수 있습니다.

혈액을 맑게 해주는 혈전제는 여전히 많이 처방되고 있으며, 와파린을 복용하는 경우 주의해야 할 채소와 과일 목록이 안내되기도 합니다. 하지만 문제의 본질은 채소나 과일이 아니라, 해당 약물과의 상호작용에 있습니다. 실제로 많은 분들이 오랜 기간 복용해 온 혈전제를 끊고 채소·과일식을 실천하며 건강을 되찾고, 삶의 만족도가 높아지는 경험을 하고 있습니다. 이러한 사례들을 예방원 상담을 통해 접할 때마다, 막연한 두려움에 사로잡히기보다 직접 경험하고 스스로 깨달아 가는 과정이 얼마나 중요한지를 다시금 느낍니다.

왜 우리는 단 하루를 살아도, 음식 하나를 먹어도, 남이 정해 놓은 기준에 끌려다니며 불안 속에 살아야 할까요? 채소·과일식 은 단순한 식습관을 넘어, 삶을 관통하는 근본적인 질문과 맞닿아 있습니다. 우리가 사는 데 특별한 이유가 없듯, 생존을 위해 가장 기본적으로 먹어야 할 것도 바로 채소와 과일입니다.

특정 음식이 해롭다는 막연한 불안감에 휩쓸리기보다는, 내 몸에 이로운 식습관을 지켜나가는 것이 더욱 중요합니다. 채소와 과일을 중심으로 한 식단은 단순한 유행이 아니라, 가장 자연스러운 생존 방식이자 건강을 지키는 근본적인 방법입니다. 무엇을 먹을지 선택하는 것은 결국 내 몫이며, 그 기준은 남이 정해주는 것이 아니라 스스로 경험하고 깨달아야 합니다.

우리가 자주 접하는
초가공식품에는
어떤 것들이 있을까요?

언론에서 '초가공식품'이라는 표현과 그 위험성을 다룬 기사를 어렵지 않게 접할 수 있습니다. 초가공식품이란 말 그대로, 지나치게 많은 가공을 거친 식품이라는 뜻입니다. 인공적인 성분이 다량 포함되고, 원재료의 형태나 성질이 거의 사라질 만큼 가공된 경우가 대부분입니다. 예를 들어, 자연식물식처럼 원물 그대로를 먹거나 삶고 끓이는 등의 단순한 조리와 달리, 여러 공정을 거쳐 만들어지는 식품들을 가공식품이라 이해해 주시면 됩니다.

익숙하지만 위험한 음식들

자연 상태에서는 섭취하지 않던 형태의 화학 물질이 첨가된 음식은 대부분 초가공식품에 해당합니다. 대표적으로 햄, 소시지, 베이컨 같은 가공육, 그리고 라면, 피자, 과자, 아이스크림, 튀긴 시리얼 등이 여기에 포함됩니다. 우유를 원재료로 만든 요구르트, 요거트, 모조 치즈 등도 예외가 아닙니다. 착색제, 향료, 보존제가 들어간 다양한 음료수 역시 초가공식품에 속합니다. 통곡물이 아닌 밀가루를 사용하고, 설탕과 정제소금이 첨가된 빵 역시 마찬가지입니다. 이렇게 정리해 보니, 우리가 일상에서 먹는 음식 대부분이 사실상 초가공식품에 해당하네요.

여기에 더해, 영양 결핍을 보충하고 질병을 예방한다는 마케팅에 따라 매일 꾸준히 영양제와 건강기능식품을 챙겨 먹는 경우도 많습니다. 심지어 어린아이들에게까지 비타민 젤리나 오메가-3 캡슐이 당연한 듯 주어지곤 합니다. 하지만 장기간 복용했을 때 인체에 좋은 화학 성분은 없습니다.

우리는 편리하고 맛있다는 이유로 너무나 많은 화학 물질을 무심코 섭취하고 있으며, 이러한 식습관이 쌓이면 결국 몸에 부담을 줄 수밖에 없습니다. 그렇기 때문에 채소·과일식의 중요성이 강조되고 있는 것입니다.

초가공식품과 자연스럽게 멀어지는 법

먹는 것을 제한하는 것이 쉽지 않다면, 딱 한 가지만 먹지 말아 보세요. 우선 튀긴 음식만이라도 한 달 혹은 백일 동안만 줄여 보시길 바랍니다. 튀김은 밀가루, 부침가루, 튀김가루, 식용유 등 이미 가공된 재료를 사용해 만듭니다. 여기에 고온에서 튀기는 과정이 더해지면 발암 물질이 생성될 수 있습니다. 아직까지 밝혀지지 않은 엄청난 화학 반응들이 일어나는 만큼, 담배에 버금가는 위험성을 가진다고 해도 과장은 아닙니다.

때때로 채소나 과일을 튀긴 것은 괜찮냐고 물으시는데, 마찬가지입니다. 원재료와 무관하게 튀기는 조리법 자체가 문제이기 때문입니다. 그럼에도 불구하고 유아부터 청소년, 성인까지 가장 좋아하는 음식이 치킨, 라면, 감자튀김 같은 튀긴 음식이라는 현실은 우리 모두가 직시해야 할 부분입니다.

초가공식품을 먹지 않고 쉬어 주는 시간이 꼭 필요합니다. 단식이나 간헐적 단식이 효과를 보이는 이유도 바로 여기에 있습니다. 초가공식품의 무서운 점은 먹으면 먹을수록 더 많이 먹게 된다는 데 있습니다. 처음에는 햄버거 하나와 피자 한 조각이었지만, 어느 순간 햄버거 3~4개, 감자튀김, 콜라 세트, 피자 한 판을 한 자리에서 먹게 되는 식으로 변해갑니다. 그러고서도 후식으로 아이스크림을 먹고, TV를 보면서 과자를 먹는 것이 습관이 됩니다. 그렇게 먹고도 정작 본인은 '나는 별로 먹은 게 없는데'라고 느끼기 십상입니다. 그러는 사이 몸은 점점 초고도 비만으로 향하고 있는데도 말이죠.

초가공식품을 완전히 끊고 사는 건 현실적으로 어렵습니다. 다만 내 생활에서 차지하고 있는 비중을 줄여 가는 건 충분히 가능합니다. 예를 들어, 초가공식품을 먹고 난 다음 날 하루는 '최대한 건강식으로 먹어야지'라고 생각만 해도 몸은 달라집니다.

이제부터라도 초가공식품의 섭취를 줄이고, 채소와 과일을 중심으로 한 자연식 위주의 식단을 실천해 보세요. 작은 변화가 쌓이면 몸과 마음이 한층 가벼워지고, 건강도 자연스럽게 따라올 것입니다.

제로 칼로리나 설탕 무첨가 제품에 들어간 대체당, 정말 괜찮나요?

콜라가 몸에 좋지 않다는 건, 누구나 어릴 적부터 익히 들어 온 이야기입니다. 그래서 많은 분들이 설탕이 문제라고 생각하며, 제로 콜라를 더 건강한 선택이라 믿고 고릅니다. '칼로리도 없고 설탕도 없으니 건강에 문제 될 것이 없다'라는 기대와 함께, 단맛은 유지하면서 몸에는 해롭지 않기를 바라는 마음이 담겨 있죠. 하지만, 과연 그렇게 단순한 문제일까요?

'제로'라는 말 하나로는 다 설명되지 않는, 우리가 미처 알지 못했던 또 다른 진실이 숨어 있을지도 모릅니다.

제로 칼로리, 대체당의 불편한 진실

한때 인공 조미료(MSG)를 둘러싼 논란이 크게 일었던 것처럼, 지금은 대체당(설탕 대체 감미료)에 주의를 기울여야 할 시점입니다. 라면 스프를 비롯해 거의 모든 가공식품에 인공 감미료가 포함되어 있는데요, 과거에는 MSG라는 이름으로 불리다가 몸에 안 좋다는 부정적 인식이 생기자, 이후 성분 함량 표시에는 '글루탐산 나트륨'이라는 꽤 그럴싸한 이름으로 표기되기 시작했습니다. 요즘에는 스테비아효소추출물, 아스파탐, 아세설팜칼륨, 수크랄로스, 에리스리톨 등 다양한 화학 감미료가 등장하고 있으며, 모두 단맛을 내는 화학 첨가제입니다. 최근에는 소주에도 사용되기 시작했죠.

문제는 이 감미료들이 설탕보다 200~300배 더 강한 단맛을 내면서도 훨씬 저렴하고, 그만큼 중독성도 훨씬 강하다는 점입니다. '칼로리 제로'라는 문구는 마치 건강에 무해할 것처럼 보이지만, 실제로는 영양 성분이 전혀 없는 '빈 껍데기'라는 의미이기도 합니다.

정제 과정에서 원재료인 사탕수수에 들어 있던 비타민과 무기질 같은 영양소가 모두 파괴되고 단순히 포도당만 섭취할 뿐인 설탕의 유해성이 밝혀지자, 대체당이 그 대안처럼 등장했습니다.

하지만 대체당 역시 몸에 필요한 영양소는 전혀 없이, 오직 자극적인 단맛만을 제공할 뿐입니다.

그렇다면, 콜라 대신 제로 콜라를 마시게 된 사람들은 과연 비만에서 벗어났을까요? 그렇지 않습니다. 최근 연구에 따르면, 대체당이 오히려 비만을 더 촉진할 수 있다고 경고하고 있습니다. 그 이유는, 인공적인 단맛이 뇌의 보상 시스템을 자극해서 더 많은 음식, 더 강한 자극을 찾게 만들기 때문이죠. 게다가 대체당이 우리 몸의 대사 시스템에 어떤 영향을 미치는지는 아직 완전히 밝혀지지 않았습니다. 그럼에도 불구하고 우리는 하루에도 여러 번 이런 첨가물이 들어간 음식을 무심코 섭취하고 있죠. 장기적으로는 더 큰 건강 문제를 일으킬 수 있다는 점, 기억해 두시기 바랍니다.

몸속 화학 물질과 몸이 보내는 신호

화학 첨가제가 암을 유발할 수 있다는 사실은 이제 많은 분들이 알고 있습니다. 여기서 우리가 구분해야 할 것은, 과학과 의학기술의 발전이 가져온 치료의 영역과, 일상 속 식품을 통해 무심코 섭취하게 되는 화학 물질의 문제입니다. 약물에는 반드시 부작용이 따르며, 모든 백신 역시 치명적인 부작용이 있을 수 있습니다. 외과 수술과 약물 치료의 발전은 삶의 질을 높였지만, 화학 물질에 대한 맹신이 결국 각종 암과 치매 같은 질환으로 이어지고 있다는 점도 간과할 수 없습니다.

화학 첨가제는 뇌 기능에 영향을 줄 수 있으며, 인간의 뇌가 노화로 인해 자연스럽게 치매에 이를 수밖에 없도록 진화한 것은 아닙니다. 무분별한 약물과 불필요한 화학 물질, 반복적인 주사로 인해 우리 몸의 면역 체계가 무너진 결과입니다.

특히 림프 시스템이 제 기능을 하지 못할 만큼 중금속이 축적되면, 이는 암이나 치매로 이어질 수 있습니다. 일부 백신에는 중금속 성분이 포함되어 있으며, 이는 호흡기나 피부를 통해 노출되는 것이 아니라 체내에 직접 주입되는 방식이기 때문에 그 영향에 대한 신중한 논의가 필요합니다. 실제로 백신 제조에 사용되는 부형제 중 일부가 알레르기 반응의 원인이 될 수 있다는 주장도 계속해서 제기되고 있습니다. 당장은 아무 문제가 없어 보여도, 화학 첨가제는 시간이 지나면서 몸 안에 축적되고, 결국 다양한 방식으로 반응하게 됩니다.

햄버거와 콜라 같은 음식에 술과 담배까지 더해지면, 몸속에서 더욱 치명적인 화학반응이 일어날 수 있습니다. 결국, 지금 우리가 선택하는 식습관이 미래의 건강을 좌우하게 됩니다.

자연식품으로 돌아가는 현명한 소비 습관

제로 칼로리 콜라에 들어가는 아스파탐과 같은 발암 물질은 치킨무, 피클, 막걸리, 과자, 아이스크림 등 여러 가공식품에 널리 사용되고 있습니다. '하루에 55캔 이상 대량으로 마셔야만 발암 가능성이 있다'는 식의 방어 논리가, 얼마나 우리의 눈과 귀를 가리려고 하는지 이제는 알아야만 합니다. 비염과 아토피, 원인을 알 수 없는 자폐 증상이나 행동 발달 장애를 겪는 아이들이 점점 많아지고 있습니다. 그 원인을 다른 곳에서 찾기보다, 우선 식생활 습관부터 점검해 보시기 바랍니다.

이미 약물 화학작용으로 몸에 이상이 생겼다면, 또다시 화학물을 강력하게 사용한다고 해서 회복될 리가 없습니다. 우리 몸의 면역 체계가 약해졌다면, 이제부터라도 화학 첨가제 섭취를 줄여야 합니다. 그 대신, 자연에 가까운 식재료로 구성된 자연식물식을 실천해 보시길 권합니다. 시간이 다소 걸릴 수도 있고 그 과정에서 불편한 증상이 나타날 수도 있지만, 내 몸을 믿고 바꿔 보시길 바랍니다.

특히 어린이나 청소년들은 한 번 화학 첨가제에 익숙해지면 스스로 조절하기가 어렵습니다. 입맛이 빠르게 길들여지고, 단맛과 자극적인 맛에 대한 중독도 쉽게 생기기 때문입니다. 결국 부모인

어른이 먼저 바뀌어야 아이들의 미래도 지켜 낼 수 있습니다.

대형 마트에서 자연주의 코너를 찾아보면, 화학 첨가제가 들어가지 않은 간장, 쌈장, 빵, 잡채 등 다양한 제품을 찾을 수 있습니다. 평소에 먹던 제품보다 가격이 높게 느껴질 수 있지만, '비싸다'는 인식보다는 '더 건강한 식재료를 선택하는 일'이라는 관점으로 바꿔 보시길 바랍니다. 먹는 즐거움을 그대로 유지하면서 건강도 챙길 수 있습니다.

우울할 때 기분 전환에
단 음식이 도움이 된다는 말,
정말인가요?

기분, 감정, 마음 이러한 것들은 인공지능(AI) 시대에도 여전히 인간과 로봇을 구분 짓는 본질적인 차이점입니다. 인공지능이 만든 음악이나 그림 같은 예술 작품을 어디까지 인정해야 하는지에 대한 논란은 앞으로도 계속되겠지만, 분명한 건 로봇에게는 인간처럼 호르몬이 작용하지 않는다는 점입니다.

인간의 감정은 뇌에서 비롯되지만, '마음'이라 부르는 영역 역시 호르몬의 작용과 무관하지 않은 것으로 보입니다. 이와 관련한 연구는 여전히 진행 중이며, 약의 부작용으로 우울증이나 감정 기복이 생기는 사례가 많은 것도 같은 맥락에서 이해할 수 있습니다. 이유 없이 신경질이 나거나 짜증이 나는 것이 단순히 내 성격이나 심보 때문만은 아니라는 뜻입니다.

특히 중년 여성분들의 감정 기복을 단지 갱년기 호르몬 변화 때문이라고만 생각하지 않으셨으면 합니다. 여성의 몸은 남성보다 훨씬 섬세하고 정교하게 설계되어 있기에, 나이가 들면서 몸과 마음이 변화하는 것은 매우 자연스러운 일입니다. 문제 삼아야 할 건 그런 변화 자체가 아니라, 우리가 일상에서 무심코 접하는 여러 가지 화학 첨가물과 환경호르몬이 감정과 마음에까지 미치는 영향을 제대로 인식하지 못하고 있다는 점입니다. 이제는 그 영향을 더 깊이 들여다볼 필요가 있습니다.

단맛 중독이 만든 감정의 불균형

현대 사회에서는 약물, 화학 첨가제, 환경호르몬 등에 지속적으로 노출되면서, 인위적으로 유도된 호르몬 변화가 우리의 감정과 정신 건강에 부정적인 영향을 미친다는 사실이 점점 더 분명해지고 있습니다. 인간의 뇌는 오랜 시간 동안 자연에서 얻을 수 있는 단맛, 즉 과일의 단맛을 통해 행복을 느껴 왔습니다. 과일의 단맛을 선호하는 본능 덕분에 필요한 영양소를 섭취할 수 있었던 것이죠.

이러한 뇌의 작용을 연구한 식품회사들은 앞다퉈 강한 단맛을 내는 설탕과 대체 감미료를 개발하기 시작했습니다. 알룰로스, 스테비아처럼 자연 유래 성분도 있지만, 결국 가공된 형태의 단맛이라는 점을 잊어서는 안 됩니다.

스트레스를 받으면 초콜릿, 사탕, 젤리, 아이스크림 등을 찾게 되는 것도 뇌의 보상 작용 때문입니다. 하지만 단맛에 익숙해질수록 더 강한 자극을 원하게 되고, 술, 담배를 넘어 마약 중독으로 이어질 수 있다는 점도 간과해서는 안 됩니다. 마음의 안정을 위해 단 음식을 습관적으로 찾으려 해서는 안 된다는 것이죠. 이런 인공적인 단맛에 익숙해지면 혈당 조절 능력이 떨어지고, 당뇨를 비롯한 각종 합병증으로 이어질 위험도 커집니다.

그럼에도 일부에서는 이러한 근본적인 문제들은 놔둔 채, 과일 속 천연 당분인 과당만을 문제 삼기도 합니다. 결국 가공식품과 첨가물의 위험성은 간과하면서, 자연식의 당분만을 비판하는 현실은 앞뒤가 맞지 않습니다. 건강한 식습관을 실천하는 것이 불편한 진실이 될 수밖에 없는 이유도 여기에 있습니다. 우리가 건강해질수록 병원, 제약회사, 식품산업의 이익은 줄어들 수밖에 없기 때문이죠. 물론 이러한 산업 자체가 나쁘다는 의미는 아닙니다.

다만, 우리가 사는 사회가 정치, 경제, 문화 등 여러 요소가 얽혀 있다는 점을 인식하고, 정보에 휘둘리지 않는 주체적인 태도가 필요합니다.

감정 기복을 잡는 채소·과일식의 힘

우리는 이제 소비뿐만 아니라 감정까지 치밀하게 설계된 마케팅 속에 따라 조절당하는 시대를 살고 있습니다. 그리고 그 선택의 결과와 책임은 결국 개인이 감당해야 할 몫입니다. 술과 담배에 19금 마크와 발암 물질 경고 문구가 붙어 있는 이유도, 기업이 법적 책임을 피하기 위한 조치라는 점을 떠올려 보면 쉽게 이해할 수 있습니다.

약을 복용하면서도 자연 그대로의 채소와 과일을 꾸준히 먹는 것은, 몸의 호르몬 균형을 되찾는 데 매우 중요합니다. 물론 감정 기복이 극심해 일상생활이나 타인에게 영향을 줄 정도라면, 반드시 전문가의 도움을 받아야 합니다. 그 과정에서 적절한 약물 치료와 회복을 위한 시간이 필요한 것도 사실입니다.

채소·과일식을 권하는 이유는, 몸에 쌓인 독소를 줄이고 염증을 완화하는 데 도움을 주기 때문입니다. 염증이 심해지면 통증뿐 아니라 우울감, 무기력 같은 감정 변화로 이어질 수 있는데, 이를 완화하기 위해 진통소염제나 스테로이드를 장기간 복용하면, 오히려 호르몬 균형이 다시 무너지고 감정 기복은 더 심해질 수 있습니다. 이 악순환의 고리를 끊으려면 식생활 습관을 바꾸는 것이 가장 중요합니다. 그리고 그 선택은 결국 내가 해야 합니다.

우리 주변에는 건강한 선택을 도와주는 정보들이 충분히 있습니다. 중요한 것은, 그 정보 속에서 나에게 맞는 방향을 스스로 판단할 수 있는 통찰력을 기르는 것입니다. 부디 몸과 마음을 건강하게 만드는 방향으로 현명한 선택을 이어 가시길 바랍니다. 항상 응원하겠습니다.

완전 건강 한눈에 보기

- 단맛은 잠깐 기분 전환이 되지만, 인공 단맛은 조심해야 합니다.
- 인공 감미료와 가공식품은 감정과 건강에 도움이 되지 않습니다.
- 채소·과일식은 염증을 줄이고 감정을 안정시켜 줍니다.
- 정보보다 중요한 건, 내 몸을 믿고 스스로 판단하는 힘입니다.

채소·과일식이 편안하게 잠드는 데 도움이 될 수 있을까요?

한동안 불면증에 도움이 되는 음식으로 상추를 강조해 드린 적이 있습니다. 상추에는 락투카리움이라는 성분이 들어 있는데, 이 성분이 신경을 안정시키는 데 도움을 준다고 알려져 있습니다. 실제로 많은 분들이 상추를 꾸준히 드시면서 불면증이 호전되었다고 감사 인사를 전해 주셨습니다. 그런데 얼마 지나지 않아 락투카리움을 원료로 한 불면증 개선 건강기능식품이 출시되었고, 상추를 챙겨 먹기 어려운 분들이 이를 대체제로 선택했습니다. 하지만 기대만큼 효과를 보았다는 후기는 그리 많지 않았습니다.

사실 신경 안정제나 수면제는 잠을 쉽게 들게 도와줄 수는 있지만, 장기적으로 보면 여러 부작용을 일으키고 불면증을 완전히 해결하지 못하는 경우가 많습니다. 그래서 현대 의학에서도 불면증을 쉽게 치료할 수 없는 질환으로 보는 경우가 많습니다. 그런데 생각해 보면, 하루 종일 커피를 마시고, 술과 담배를 하며, 늦은 밤에 가공식품과 야식을 먹으면서도 숙면을 기대하는 것은 어쩌면 무리한 바람일지도 모릅니다.

불면의 진짜 원인은 식습관과 마음

우리 몸은 기본적으로 낮에 자든 밤에 자든, 필요한 만큼 먹고, 자고, 배출하는 자동 조절 기능을 갖추고 있습니다. 그런데 몸에 인공적인 물질들이 쌓이면 이 균형이 깨지면서 가장 먼저 변비와 불면증이 찾아오게 됩니다. 따라서 소화 에너지를 덜 쓰면서도 영양을 공급하고, 원활한 배출을 돕는 채소·과일식을 하면 자연스럽게 수면의 질도 좋아질 수 있습니다. 특히 늦은 밤에 음식을 먹고 바로 잠드는 습관은 장기가 밤새 쉬지 못하게 만들어, 8, 9시간 충분한 수면 시간을 가졌다고 해도 몸이 개운하지 않은 원인이 됩니다.

매일 7, 8시간 충분히 자야 건강에 좋다는 말, 많이 들어보셨을 겁니다. 하지만 그렇지 못하다거나, 밤에 두세 번쯤 화장실을 간다고 해서 반드시 심각한 건강 문제로 이어진다고 단정할 수는 없습니다. 인간은 오랜 시간 공동체 중심의 생활을 해 왔습니다. 지금처럼 각자의 방에서 침대를 사용하는 생활 방식은 비교적 최근의 변화입니다. 과거에는 아기부터 어른까지 한 공간에서 함께 잠을 잤기 때문에, 밤새 단 한 번도 깨지 않고 숙면하는 것은 거의 불가능했을 것입니다. 그렇다고 해서 예전 세대에 육 남매, 칠 남매를 키워낸 부모님들은 모두 수면 부족으로 건강이 나빴을까요? 꼭 그렇지는 않습니다. 이런 예시를 드리는 이유는, 수면이 단순히 시간의 문제가 아니라, 심리적인 영향이 크다는 점을 말씀드리기 위함입니다. 현대 과학이 여전히, 어쩌면 앞으로도 정복하기 힘든 영역이 바로 인간의 '마음의 힘'이 아닐까 싶습니다.

편안한 수면을 위한 마음 관리법

우리는 종종 믿음과 확신이 몸을 치유하는 힘이 될 수 있음을 경험합니다. 종교나 명상을 통해 약으로도 해결되지 않던 통증이 사라지는 경우도 있고, 생각을 바꾸는 것만으로도 몸 상태가 달라지는 기적을 경험하기도 합니다. 현대 과학의 발전은 분명 큰 혜택을 주었지만, 그로 인해 외부의 도움에 더 의존하게 되면서, 우리가 본래 지니고 있던 자연적인 회복력과 조절 능력이 점차 약화되고 있는 것도 사실입니다.

수면도 마찬가지입니다. '몇 시간 이상 자야 한다', '밤중에 깨면 안 된다'는 고정된 기준이 오히려 스트레스가 되어 수면을 방해하는 경우도 많습니다. 아이를 키우는 과정에서도 수면에 대한 강박이 부모에게 부담을 주고 육아를 더 어렵게 만들 수 있습니다.

세상에 완벽한 수면이란 없습니다. 수면에 대한 강박을 놓지 못하고 정해진 기준에 내 몸과 생활을 맞추려고 하면, 불안과 불만이 더 커지게 됩니다. 타인에 대한 미움과 원망이 결국 나에게 돌아와 스트레스가 되고 화로 쌓입니다. 화병의 가장 큰 증상이 불면인 이유입니다.

너무 어렵게 생각하지 마세요. 우선 먹고 마시는 것부터 가볍게 바꿔 보시길 바랍니다. 그리고 혹시라도 술을 마셔야 잠이 온다면, 조금씩 다른 방법을 시도해 보는 것도 좋습니다. 따뜻한 차한 잔, 저녁의 가벼운 스트레칭도 숙면에 도움이 됩니다. 몸과 마음에 편안함을 주는 자신만의 방법을 하나씩 찾아가다 보면, 어느 순간 더 자연스럽고 건강한 생활로 나아갈 수 있을 것입니다.

채소·과일식이 탈모 완화에도
효과가 있을까요?

사람마다 삶의 방식이 다르고, 행복의 기준과 가치관도 다릅니다. 하지만 남성이든 여성이든, 많은 사람들이 스트레스를 받는 공통된 고민 중 하나가 바로 탈모입니다. 항암 치료를 결정한 환자들이 삭발을 하는 모습을 보면, 탈모를 걱정하는 것이 사소하게 느껴질 수도 있습니다. 하지만 사람마다 처한 상황이 다르고, 비교 대상에 따라 스트레스의 크기와 감정의 무게가 달라지는 것도 사실입니다. 결국 스트레스는 매우 상대적인 것이며, 때로는 마음가짐에 따라 다르게 받아들일 수도 있습니다.

임신과 출산을 겪은 여성들 가운데 탈모로 고민하는 이들이 많고, 남성들 역시 유전과 상관없이 탈모 인구가 점점 증가하고 있습니다. 모발과 털에 대한 과학적 접근도 중요하지만, 건강한 모발이 유지되려면 몸의 균형이 잘 잡혀 있어야 한다는 점을 잊지 않는 것이 중요합니다. 예로부터 검은콩을 먹으면 흰머리가 검어지고, 한약을 잘못 먹으면 흰머리가 난다는 말이 전해져 온 것도 결국은 모발이 섭취하는 영양소의 영향을 받기 때문일 것입니다.

탈모 관리를 위해 좋은 샴푸와 린스를 사용하고, 영양제를 챙겨 먹고, 두피 케어와 레이저 치료를 병행하시는 분들도 많지만, 식습관 역시 간과할 수 없는 핵심 요소입니다. 한때 탈모에 좋은 한약으로 사업을 해 볼까 고민한 적이 있지만, 탈모 개선 효과를 확인하는 데 시간이 오래 걸려 포기한 경험이 있습니다. 대신 채소·과일식을 실천하면서 많은 사람들이 일시적인 모발 탈락을 겪은 뒤, 모발이 점점 굵어지고 튼튼해지는 변화를 경험했습니다. 이는 영양 공급이 개선되면서 나타나는 당연한 변화입니다.

다만 탈모 개선을 목적으로 채소·과일식을 실천할 때는 조급한 마음을 버리고 꾸준히 실천하는 것이 중요합니다. 무엇보다 탈모에 가장 치명적인 요인은 스트레스라는 점을 기억해주시길 바랍니다.

기본적인 노력을 해 보고, 그 결과를 마음 편히 받아들이는 태

도 또한 중요합니다. 탈모에 좋다는 정보나 제품들이 끊임없이 등
장하겠지만, 그것을 모두 따라 하기에는 우리의 인생에 더 즐겁고
의미 있는 일들이 많습니다. 그리고 다행히 가발이라는 좋은 대체
방법도 있으니, 탈모에 너무 예민하게 반응하기보다 편안한 마음
으로 생활하셨으면 합니다.

커피, 하루 한두 잔쯤은 괜찮지 않을까요? 정말 줄여야 하나요?

우리나라가 세계에서 가장 높은 수준을 기록하는 안타까운 두 가지를 꼽자면, 높은 자살률과 커피 소비량입니다. 노후 빈곤으로 인한 자살률이 높다는 사실도 가슴 아프지만, 우리나라의 연간 커피 소비량이 세계 평균의 두 배에 달한다는 점 역시 주목해 볼 만합니다.

만약 커피가 정말 건강에 좋다면 의료비 부담이 줄어들어야 하지만, 현실은 그렇지 않습니다. 현재 우리나라에서는 3명 중 1명이 암 환자이고, 5명 중 1명은 당뇨를 앓고 있습니다. 건강 상담을 받으러 오시는 분들 중에도 커피의 영향을 체감하고 스스로 끊은 경우가 적지 않습니다.

커피에 발암 물질이 포함되어 있다는 사실은 언론에서 쉽게 접하기 어렵습니다. 대신 카페인 함량이나 각성 효과에만 집중한 기사가 많습니다. 오랜 기간 커피 관련 기사들을 살펴보면 일정한 패턴이 보입니다. 커피의 위험성을 알리는 기사가 나오면 곧이어 긍정적인 효과를 강조하는 기사들이 등장하며, 시간이 지나면 위험성 관련 기사는 사라지는 경우가 많습니다. 이러한 흐름은 광고 수익과 연관되어 있을 가능성이 큽니다.

카페인 피로 사회, 커피로 지친 몸과 마음

커피에 들어 있는 카페인은 여러 작용을 하지만, 특히 우리 몸이 피로를 느낄 때 '이제 그만 쉬자'고 신호를 보내는 물질인 '아데노신'의 작용을 방해해 억지로 각성을 유도합니다. 덕분에 잠깐은 정신이 또렷해지는 것처럼 느껴지지만, 이는 일시적인 착각일 뿐, 결국 몸을 더 지치게 만들어 번아웃의 원인이 될 수 있습니다. 이처럼 카페인으로 인한 일시적인 활력은, 오히려 우리 몸이 쉬어야 할 타이밍을 놓치게 만들고, 반복되면 만성 피로로 이어질 수 있습니다.

우리나라에서 커피 소비가 급격히 늘기 시작한 것은 2000년대 이후입니다. 카페인에 대한 우려는 초기부터 있었지만, 최근에는 원두를 볶는 과정에서 생기는 발암 물질이나 뇌 기능에 영향을 줄 수 있는 화학 물질에 대한 연구도 이어지고 있습니다.

한편으로 커피가 건강에 도움이 될 수 있다는 연구도 있지만, 어떤 커피를 얼마나, 어떤 방식으로 마시느냐에 따라 결과는 달라질 수 있습니다. 특히 연구에 사용된 커피는 대개 고품질 원두를 기준으로 하며, 장기간 보관된 저가 원두를 고온에서 볶아 만든 커피와는 성분상 차이가 있을 수 있습니다.

2025년 현재, 대부분의 커피 관련 기사는 '하루 2~3잔은 오히려 건강에 좋다'는 내용을 강조합니다. 하지만 여기서 말하는 기준은 100mL 한 잔 분량입니다. 실제로 우리가 마시는 커피는 기본 용량이 500~600mL에 이르기 때문에, 무심코 하루 2~3잔을 마신다면 1L 이상을 마시는 셈이 됩니다. 이렇듯 많은 분들이 자신의 하루 커피 섭취량을 정확히 인지하지 못한 채, 습관처럼 과다 섭취하고 있는지도 모릅니다.

채소와 과일 위주의 식습관을 시작할 때 가장 먼저 권하는 것은 바로 '커피'와 '영양제' 끊기입니다. 몸이 불편하다면, 몸이 보내는 신호에 더 집중하기 위해서라도 매일 습관처럼 마시던 커피와 복용하던 영양제부터 잠시 줄여 보는 것이, 가장 현실적이고 효과적인 변화일 수 있습니다.

몸이 보내는 신호, 커피 줄이기

우리나라에는 아메리카노뿐만 아니라 믹스 커피라는 독특한 커피 문화가 자리 잡고 있습니다. 설탕과 프림, 각종 첨가물이 들어간 믹스 커피는 달콤한 맛 덕분에 오랫동안 많은 사랑을 받아 왔습니다. 방송에서 하루 20잔 이상 마신다는 분들이 등장하기도 하지만, 그분들이 겉으로 보기에 아프지 않다고 해서 누구에게나 괜찮다는 뜻은 아닙니다. 이미 몸이 불편하거나 건강에 문제가 있다면 커피 섭취는 조금 더 신중하게 조절해 볼 필요가 있습니다. 몸 상태에 따라 반응이 다를 수 있기 때문입니다.

특히 개인의 건강 상태나 생애 주기에 따라 커피가 미치는 영향은 달라질 수 있습니다. 예를 들어, 임신을 준비하거나 갑상선 질환이 있는 분들은 커피 섭취를 줄이는 것이 도움이 될 수 있습니다. 몸이 산성화되면 착상이 어려워진다는 연구 결과도 있고, 커피를 끊고 식습관을 바꾸면서 갑상선 약을 줄이거나 끊은 사례도 있습니다. 물론 모든 사람에게 동일하게 적용되는 것은 아니지만, 건강을 회복하고 싶다면 작게라도 생활 습관을 바꿔 보는 시도가 중요합니다.

약을 복용하고 있지만 부작용이 걱정된다면, 또는 몸을 근본적으로 회복하고 싶다면, 우선 커피와 탄산음료부터 줄여 보시길 권합니다. 무조건 끊으라는 것이 아닙니다. 내 몸이 어떻게 반응하는지를 직접 살펴보면서 섭취량을 조절해 보는 것이 가장 좋은 방법일 수 있습니다.

완전 건강 한눈에 보기

- 커피는 잠깐 도움 되지만, 피로를 더 키울 수 있습니다.
- 하루 섭취량을 정확히 알고 조절하는 게 중요합니다.
- 믹스커피나 과다한 카페인은 건강에 부담이 될 수 있습니다.
- 임신 전이나 갑상선이 민감할 땐 더 주의해 주세요.
- 줄이기만 해도 수면, 회복, 컨디션이 달라질 수 있습니다.
- 채소·과일식으로 자연스러운 에너지를 채워보세요.

커피 대신 마시기 좋은
건강한 음료가 있을까요?

우리는 환경에 적응하고 길들여지는 습성이 있습니다. 그것을 문화 또는 유행이라고 부르죠. 인류가 먹고살 만해질 무렵부터 마시는 문화가 발달하기 시작했으며, 술보다 먼저 차 문화가 자리를 잡았습니다. 특히나 신분 계급이 존재하던 사회에서는 차 문화가 더욱 세분화되었죠. 이러한 다양한 차 문화가 지금은 커피라는 원두를 중심으로 변화하며, 기존의 다도 문화를 뛰어넘는 유행을 만들어 가고 있습니다. 이는 커피가 가진 특성 때문이기도 합니다. 녹차나 홍차에도 카페인이 포함되어 있지만, 이들은 발효나 증제

(찜) 과정으로 만들어지기 때문에 고온에서 볶아 낸 커피처럼 강한 중독성을 갖지는 않습니다. 중독성이 있다는 것은 그만큼 주의가 필요한 성분이라는 의미입니다.

커피를 끊고 싶다면, 뇌를 속이는 행위 즉, 마시는 습관을 유지하면서 다른 음료로 대체하는 것이 효과적입니다. 이런 이유로 채소와 과일을 착즙한 주스를 추천하는데요. 갈아서 만든 스무디 형태의 음료는 커피와는 목 넘김부터 다르기 때문에, 천천히 적응해 나가면 커피 의존도를 줄이는 데 도움이 됩니다. 꼭 CCA 주스(당근, 양배추, 사과)가 아니어도 괜찮습니다. 다양한 채소와 과일을 활용한 무첨가 주스를 즐기시는 것도 좋은 방법입니다.

많은 분들이 아이스 아메리카노나 인공 색소가 가득한 각종 달콤한 커피 음료는 쉽게 소비하면서도, 정작 차가운 과일주스가 체온을 낮추고 혈당을 올린다며 민감하게 반응합니다. 그러나 중요한 것은 어떤 음료가 내 몸에 이로운지를 고려하며 균형 잡힌 선택을 하는 것입니다. 건강을 고려한 다양한 음료를 선택하며 자연스럽게 커피 소비를 줄이는 것이 바람직합니다.

따뜻한 차를 찾고 계신다면, 버섯차를 추천드립니다. 버섯은 오랜 인류 역사와 함께하며 식용과 약용으로 활용되어 온 귀한 식재료입니다. 그중에서도 상황버섯, 영지버섯, 차가버섯은 차로 우려 마시기에 좋은 버섯입니다. 이들은 항암 효능을 비롯해 면역력 강화에 도움을 주는 것으로 알려져 있으며, 전통적으로 한약재로도 사용되었습니다. 예전에는 비싸서 쉽게 접하기 어려웠지만, 최근에는 보다 합리적인 가격에 구할 수 있어 일상에서 부담 없이 즐길 수 있습니다. 특히 면역력이 약한 분들이나 두통, 기침, 비염, 아토피, 변비 등으로 고생하시는 분들에게도 커피 대신 버섯차를 꾸준히 섭취하는 것이 도움이 될 수 있습니다.

결국 커피를 줄이고자 한다면, 단순히 끊어야 한다는 강박보다는 내 몸에 맞는 대체 음료를 찾고 점진적으로 적응해 나가는 것이 중요합니다. 채소·과일 주스나 버섯차처럼 건강을 돕는 음료를 선택하면서, 보다 자연스럽게 커피 소비를 줄여 가는 방향으로 시도해 보시길 바랍니다.

채소·과일 속 중금속이나
미세 플라스틱,
정말 안심해도 될까요?

지구 환경 오염에서 완전히 자유로운 것은 없습니다. 하지만 가공된 공장 음식을 먹는 것이 더 안전하다는 주장도 설득력이 떨어집니다. 자연에서 얻은 음식은 여전히 우리 몸에 꼭 필요한 영양을 제공합니다.

예를 들어, 오메가-3는 과거에는 생선을 원료로 했지만, 해양 오염 문제로 인해 최근에는 식물성 오메가-3가 강조되고 있습니다. 바다 오염이 심각하지만 이에 대한 경고는 많지 않습니다. 이는 수산물을 이용한 식품이 채소·과일을 이용한 제품보다 훨씬 많고, 우리나라처럼 수산업이 중요한 국가에서는 더욱 조심스럽게 다뤄지는 주제이기 때문입니다. 일본의 방사능 오염수 방류 논란이 지속되면서 해양 환경 문제에 대한 관심이 높아졌지만, 이를 우리 세대에서 끝날 문제로 여기는 태도에 대해서는 다시 생각해 볼 필요가 있습니다.

사실 화학 비료와 농약 사용 문제를 가장 먼저 개선하기 시작한 곳은 대규모 농업을 해 온 서양 국가들입니다. 특히 선진국일수록 중금속 기준이 더 엄격합니다. 만약 미세 플라스틱과 중금속이 걱정된다면, 가장 먼저 피해야 할 것은 생선입니다. 특히 참치 통조림은 중금속 함량이 높은 식품 중 하나로 알려져 있습니다.

또한, 대량 생산되는 가공식품이 완전히 안전하다고 보기도 어렵습니다. 식품 제조 과정에서 사용되는 조리 기구나 컨베이어 벨트에서도 중금속과 유해 물질이 포함될 가능성이 있습니다. 외식 업체에서 사용하는 조리 도구의 상태나 위생 관리 수준을 일일이 확인하기 어려운 만큼, 우리가 흔히 접하는 음식들 역시 완벽히 깨끗하다고 단정하기 어렵습니다.

이런 문제들은 쉽게 지적되지 않는 반면, 채소·과일에 대한 불안 요소는 유독 강조되는 경우가 많습니다. 이는 유기농 채소·과일의 등장과 함께 더욱 두드러졌습니다. 채소·과일의 항산화, 항암, 항노화 효과가 주목받으면서 자연식의 가치가 높아지자, 상대적으로 가공식품과 영양제의 입지가 줄어들 수밖에 없기 때문입니다. 이에 따라 혈당, 칼륨 수치 등의 요소를 강조하며 채소·과일에 대한 불안감을 자극하는 정보가 꾸준히 등장하는 것이죠.

모든 채소·과일을 반드시 유기농으로 먹을 필요는 없습니다. 우리는 선진국 수준의 식품 관리 혜택을 누리고 있으며, 우리나라 농산물 기준은 세계적으로도 높은 편입니다. 국내산 채소·과일을 믿을 수 없다면, 결국 편의점에서 파는 냉동식품만 먹어야 한다는 주장과 다를 바 없습니다. 그렇다고 전자레인지에 데워 먹는 냉동 만두나 피자가 중금속과 미세 플라스틱에서 완전히 안전한 음식일까요? 토양 오염 우려가 있더라도 자연에서 자란 신선한 식재료는 가공식품과 비교할 수 없는 생명력을 가지고 있습니다.

건강기능식품이나 영양제에 돈을 쓰고 있다면, 그 비용을 친환경적이고 자연에 가까운 채소·과일, 통곡물, 견과류 등을 구매하는 데 투자해 보는 것도 좋은 선택이 될 수 있습니다. 결국, 제대로 된 먹거리에 대한 투자는 몸이 직접 체감할 수 있는 변화로 돌아오게 될 것입니다.

햇볕 쬐며 걷는 게 좋다지만, 자외선 괜찮을까요?

40~50대 여성들을 대상으로 가장 쉽게 이뤄지는 검사가 골밀도 검사입니다. 이후 60~70대 여성들은 골다공증에 좋다는 주사를 정기적으로 맞는 경우가 많습니다. 이와 함께 병원에서는 비타민 D 처방과 판매를 시작했고, '뼈 건강'을 강조한 마케팅으로 큰 성공을 거두었습니다. 하지만 비타민 D는 신생아에게 가장 완벽한 영양 공급원인 모유에도 거의 포함되지 않으며, 햇볕을 통해 자연스럽게 충분히 얻을 수 있는 영양소입니다.

실제로 인간은 극단적인 환경 속에서도 비타민 D 부족으로 사망하지 않으며, 필요한 양도 그리 많지 않습니다. 예를 들어, 20년 넘게 빛이 들지 않는 곳에 감금된 사람도 비타민 D 부족으로 사망하지는 않습니다. 오히려 비타민 D 영양제나 골다공증 주사의 효과가 입증된 메타분석 연구는 없으며, 도리어 그로 인한 심각한 부작용들이 확인되고 있습니다.

한편, 화장품 업계에서는 영양제 판매가 본격화되기 전부터, 자외선이 피부 노화와 피부암을 유발한다는 공포 마케팅을 시작했습니다. 이러한 흐름은 생활 전반에 영향을 미쳐, 자외선을 가능한 한 피해야 한다는 믿음이 널리 퍼지게 되었습니다.

그 결과, 임신 기간부터 산모가 비타민 D 영양제를 복용하고, 신생아는 태어나자마자 영양제를 처방받아 한 달 동안 햇볕을 거의 쐬지 못한 채 산후조리원에서 생활하게 됩니다. 이후에도 부모들은 아이의 피부가 상할까 봐 선크림을 발라 주고, 유치원에서는 야외 활동 시 선크림 사용을 권장하는 안내문을 보내고 있습니다.

피부 보호의 진실

우리 몸의 작동 원리는 호르몬과 깊은 관련이 있습니다. 예를 들어, 멜라토닌은 수면 호르몬, 성장 호르몬으로 불리며, 낮 동안 분비되는 스트레스 호르몬인 코르티솔과 균형을 이루어야 합니다. 커피를 마시면 코르티솔이 과다 분비되어 불면을 유발하는 것도 이 때문입니다. 코르티솔은 부신에서 생성되는데, 이 과정이 반복되면 갑상선 호르몬에도 영향을 미쳐 피로가 누적되고, 간과 심장에도 부담을 줄 수 있습니다.

멜라토닌 생성과 관련이 깊은 것이 멜라닌 색소입니다. 멜라닌은 자외선으로부터 피부를 보호하는 역할을 하며, 피부가 햇빛에 오래 노출되면 검게 변했다가 다시 원래대로 돌아오는 과정이 반복됩니다. 여름철에 검게 타더라도 피부색이 다시 회복되는 걸 떠올리시면 됩니다. 그런데 최근 글루타치온 성분이 멜라닌 작용을 억제하는 효과가 있다고 알려지면서, 미백을 원하는 사람들에게 인기를 끌고 있습니다. 하지만 멜라닌 감소는 단순한 피부 톤 변화에서 끝나는 것이 아니라, 자외선 보호 기능이 약해지며 멜라토닌 분비에도 영향을 미쳐 결국 불면증이나 만성피로로 이어질 수 있습니다.

이러한 핵심적인 정보는 쏙 빠진 채, 글루타치온 제품은 피부 미백과 건강에 좋다는 광고만 부각됩니다. 건강기능식품도 아닌 일반 가공식품으로 판매되고 있는 필름형 글루타치온 제품에 사람들은 열광하죠. 실제로 이 성분을 섭취한 후 피부 발진이나 불면을 경험하는 사람들이 많지만, 제품 광고에는 '부작용이 있으면 전문가와 상담하라'는 문구만 작게 포함되어 있습니다. 참고로, 글루타치온 성분은 비타민 C가 풍부한 레몬을 통해 섭취할 때 가장 효과적이라는 사실을 알려드립니다.

선크림도 마찬가지입니다. 우리는 오랫동안 선크림 없이도 잘 살아왔고, 오히려 선크림에 포함된 중금속이 치매 위험을 높인다는 연구도 있습니다. 사실, 대부분의 화장품이 이러한 문제에서 자유롭지 않습니다.

균형을 지키는 건강법

'햇볕이 피부암을 유발한다'는 기가 막힌 마케팅 덕분에 우리는 오히려 더 많은 것을 잃고 있습니다. 비타민 D를 위해서는 하루 30분 정도 햇볕을 쬐는 것으로 충분하며, 그것도 매일 할 필요는 없습니다. 실내에서도 선크림을 바르는 습관은 오히려 건강을 해칠 수 있습니다. 선크림의 성분을 조금만 조사해 보면, 중금속과 관련된 문제를 쉽게 발견할 수 있습니다. 음식뿐 아니라 화장품도 피부를 통해 장시간 우리 몸에 흡수된다는 점을 기억해야 합니다. 결국, 이런 축적된 작용들이 암이나 치매로 이어지는 것도 무리가 아닙니다.

부모님 세대나 조부모 세대만 떠올려 봐도, 외출할 때마다 선크림을 필수로 챙겨 바르지 않았고, 비타민 D 영양제를 매일 챙겨 먹지도 않았습니다. 그렇다고 해서 모두 건강을 잃고 병에 걸렸을까요? 우리가 지금까지 살아남았다는 사실 자체가 그 답이 될 수 있습니다.

이제는 산책조차 자유롭게 하지 못하는 사회적 분위기에서 벗어나야 합니다. 자연주의적인 삶이란 무엇이든 과하지 않게, 한쪽으로 치우치지 않고 균형을 맞추며 사는 것을 뜻합니다. 여러분께 하루 종일 햇빛을 쬐라는 것이 아닙니다. 불필요한 소비를 부추기는 마케팅에 휘둘리지 않는 태도가 중요합니다. 우리 일상 곳곳에서 누군가는 소비를 유도하고, 그 과정에서 우리는 점점 더 불안해지고 건강에 집착하게 됩니다. 하지만 결국 가장 중요한 것은, 외부 정보에 흔들리지 않고, 지금 이 순간을 편안하고 행복하게 살아가는 것입니다. 그것이야말로 진정한 건강입니다.

고기를 꼭 줄여야 할까요?
더 건강하게 먹는 방법은 없을까요?

날고기인 육회를 먹으면 야만적인 걸까요? 건강에 해롭다는 정보도 많지만, 육식 동물 중에서 사냥 후 고기를 불에 익혀 먹는 종은 인간뿐입니다. 과도한 육식은 췌장암 발병 위험이 높아지는 등 건강에 해로울 수 있지만, 고기는 육회로 먹든, 삶아 먹든, 구워 먹든, 양념을 하든 맛있다는 점은 인정할 수밖에 없습니다.

삼계탕이나 흑염소와 같은 보양식 영양적으로도 도움이 되는 것도 사실입니다. 문제는 섭취량입니다. 우리 몸은 하루 30~40g 정도만 섭취해도 영양적으로 충분합니다. 그 이상은 소화되지 않거나 쉽게 배출되지 않아 오히려 몸에 부담이 되고, 염증을 유발할 가능성이 큽니다.

건강하게 고기를 먹기 위해 가장 중요한 것은 첫째, 항생제 없이 넓은 들판에서 풀을 뜯으며 자란 동물의 고기를 선택하는 것입니다. 빠른 성장을 위해 성장 촉진제를 맞고, 자연적인 먹이가 아닌 사료를 먹으며 자란 동물들의 고기는 건강에 좋지 않을 가능성이 큽니다. 도축장에서 몸부림치는 소와 비명을 지르는 돼지, 빽빽한 공간에서 부리가 제거된 채 키워지는 닭들의 모습을 보면, 우리가 먹는 고기가 어떤 과정을 거쳐 식탁에 오르는지 한 번쯤 생각해 보게 됩니다. 스트레스를 받은 동물의 고기를 계속 섭취하면서 건강을 기대하기는 어렵습니다. 이런 이유로 비건과 채식주의자가 점점 늘어나는 것이기도 합니다.

가능하다면 '동물복지 인증'을 받은 고기를 선택하는 것이 좋습니다. 물론, 이 개념 자체가 모순적이긴 합니다. 철저하게 인간의 소비를 위해 만들어진 단어이지만, 그나마 좀 더 나은 환경에서 길러진 고기를 선택하는 것이 건강에도 이롭기 때문입니다. 신선한 좋은 부위의 육회를 먹는 것이 가장 좋지만, 현실적으로 어려운 분들이 많을 것입니다. 그럴 때는 보쌈이나 족발처럼 삶아 먹는 형태를 추천드립니다.

좋은 고기는 별다른 양념 없이도 잡내가 나지 않습니다. 인공 감미료가 잔뜩 들어간 소스에 찍어 먹기보다는, 본연의 맛을 즐기는 것이 건강한 섭취 방법입니다. 물론 쌈장이나 다양한 양념을 곁들이면 더 맛있지만, 조미료가 과하게 들어간 음식은 피하는 것이 좋습니다. 그리고 고기를 먹을 때는 상추나 깻잎 같은 쌈 채소와 함께 먹는 비율을 적절하게 맞추는 것이 중요합니다.

최근에는 녹용, 사슴, 흑염소 등 동물성 재료를 전통 한약재와 함께 달여 만든 즙 제품을 섭취하는 경우도 늘고 있습니다. 동물성 식품도 잘만 활용하면 훌륭한 보양식이 될 수 있다는 점은 분명합니다.

일부에서는 카니보어처럼 채소 섭취를 제한하는 고기 중심 식단을 실천하기도 하지만, 장기간 지속하면 변비 같은 문제를 겪게 됩니다. 고기는 골고루 다양한 채소와 함께 먹을 때 가장 맛있고 건강한 식사가 됩니다. 특히 유아기부터 청소년기에 부모님의 역할이 중요합니다. 햄버거를 먹더라도 고기 패티와 소스만 가득한 것이 아닌, 양상추나 토마토, 양배추 등이 들어간 것을 선택하는 습관을 들이는 것이 좋습니다. 식습관은 결국 교육과 반복된 경험을 통해 만들어집니다.

고기를 완전히 제한하자는 것이 아닙니다. 숯불갈비나 직화구이 스테이크를 먹을 때는 맛있게 드시기 바랍니다. 다만, 그런 식사를 매일 하고 있다면 스스로 인식하고 자신의 식습관을 돌아봐야 합니다. 몸과 정신을 가볍게 만들고 싶다면, 육식을 줄이는 시간을 반드시 가져 볼 필요가 있습니다. 식단의 균형을 맞추는 것은 내 몸과 마음에 큰 작용을 합니다. 정해진 레시피나 유행하는 식단에 끌려다니기보다는, 내 몸이 편안하게 느끼는 방식을 찾아 조화를 이루는 것이 건강한 식생활의 핵심입니다.

속이 쓰릴 때 우유를 마시는 게
오히려 안 좋다는 말,
정말 그런가요?

속이 쓰릴 때 우유를 마시는 것은 오랫동안 권장된 건강 정보였습니다. 지금도 매운 돈가스나 떡볶이, 마라탕처럼 자극적인 음식을 파는 곳에서는 우유를 함께 제공하곤 하죠. 이는 우유가 위를 보호하고 자극을 줄여준다는 인식 때문입니다. 하지만 속 쓰림 증상은 주로 공복이나 식사 사이, 혹은 허기질 때 나타납니다. 과식하거나 매운 음식을 먹었을 때도 생기며, 위산 과다로 인한 역류성 식도염이 원인인 경우도 있습니다.

우유와 건강, 그 사이의 균형

그런데 최근에는 속이 쓰릴 때 우유를 마시는 것이 오히려 위산 분비를 촉진할 수 있다는 연구 결과들이 나오고 있습니다. 우유에 들어 있는 단백질 성분인 카제인이 위산 분비를 더 활성화시키기 때문인데요. 우유는 성장과 칼슘 공급에 도움이 되는 식품으로 오랫동안 사랑받아 왔지만, 본래 송아지를 위한 음식이기 때문에 사람이 소화하고 흡수하는 데 어려움이 따를 수 있습니다. 실제로 우유를 소화하는 과정에서 몸속 칼슘을 더 많이 소모한다는 연구도 있습니다.

이런 문제를 해결하기 위해 최근에는 유기농 우유보다 더 높은 가격에 판매되는 A2 단백질 우유가 등장했습니다. 기존 우유의 A1 단백질이 몸에 해로울 수 있다는 점이 밝혀지면서 이를 제거한 제품입니다. 신생아용 A2 분유가 먼저 출시된 것도 같은 이유에서입니다.

또한 우유가 몸속에서 산성으로 변할 경우, 유방암이나 갑상선암 등의 질병과 관련이 있을 수 있다는 연구 결과도 점차 늘어나고 있습니다. 특히 아이들이 자주 먹는 초코우유에는 카페인이 들어 있으며, 딸기우유나 바나나우유에는 인공 향료와 색소가 포함되어 있습니다. 비염이나 아토피 같은 알레르기 질환과의 연관성도 보고된 바 있습니다.

그뿐만 아니라, 우유를 생산하는 젖소들 역시 고기 생산을 위한 가축처럼 성장촉진제나 항생제 등 많은 약물과 극심한 스트레스에 노출됩니다. 결국 우리가 마시는 우유에도 이러한 영향이 고스란히 전달될 수밖에 없습니다. 또한 우유는 항생제나 영양제와 함께 복용할 경우, 예상치 못한 부작용을 일으킬 수도 있습니다.

이런 점들을 고려하면, 일부러 우유나 유제품을 챙겨 먹을 필요가 있을까 하는 생각이 들기도 합니다. 물론 커피나 인공 색소, 화학 첨가제가 잔뜩 들어간 아이들 음료보다는 우유가 나은 선택일 수는 있겠지요. 마셔야 한다면, 유기농 우유를 선택하는 것이 조금 더 안전한 방법이 될 수 있습니다.

고정관념을 넘어서, 나에게 맞는 음식 찾기

우유의 부작용이 널리 알려지면서 최근에는 아몬드 우유나 두유 같은 식물성 대체 음료가 더욱 인기를 끌고 있습니다. 특히 젖당불내증이나 알레르기 반응으로 인해 동물성 유제품을 꺼리는 분들에게는 자연스러운 대안이 되었죠. 하지만 단백질 함량이 높은 식품은 살균이나 멸균 과정에서 단백질 변성이 일어날 수 있기 때문에, 일반 우유와 큰 차이가 없을 수도 있습니다. 그래서인지 최근에는 직접 두유를 만들어 먹을 수 있는 가정용 두유 제조기도 많이 판매되고 있는데요. 이때는 특히 소화가 잘 안된다고 느끼시는 분들은 콩을 꼭 충분히 삶은 뒤에 만들어 드시는 것이 좋습니다. 생콩에는 소화를 방해하는 성분이 있기 때문에, 반드시 열처리를 충분히 거치는 것이 중요합니다. 그런 점에서 단백질 변성에서 비교적 자유로운 무첨가 채소·과일 주스를 마시는 것이 건강을 위해 더 좋은 선택이 될 수 있습니다.

우유를 성장, 칼슘 보충, 골다공증 예방을 위해 하루 200~300mL씩 꼭 마셔야 한다는 고정관념은 더 이상 가질 필요가 없습니다. 모든 음식은 내 몸에 맞는 적정량을 찾는 것이 가장 중요합니다. 저도 가끔 빵을 먹을 때 우유를 함께 마십니다. 너무 스트레스를 받으면서까지 억지로 먹거나 피할 필요는 없다는 점을 꼭 말씀드리고 싶습니다.

속이 쓰릴 때는 바나나를 먹는 것이 훨씬 부담 없이 속을 달래는 데 도움이 됩니다. 공복 혈당이 급격히 오를까 봐 바나나를 꺼리는 분들도 계시지만, 바나나는 심장에 부담을 주거나 혈당을 심각하게 올리는 과일이 아닙니다. 격렬한 운동을 하는 사람들만 먹어야 하는 것도 아니고요. 바나나는 인류가 오랜 시간 안전하게 섭취해 온 과일이며, 인간과 유전자가 99.6% 유사한 고릴라와 침

팬지 같은 영장류에게는 주식인 과일입니다. 관찰 연구도 하지 않은 '카더라 통신'이나 단편적인 소문에 휩쓸리기보다는, 오랫동안 인류가 먹어 온 자연 식품을 믿는 것이 중요합니다. 우리 몸은 분명, 믿는 대로 만들어집니다. 특정 식품에 대한 막연한 공포보다, 내 몸이 어떻게 받아들이는지를 중심에 두고 선택해 나가는 태도가 무엇보다 중요합니다.

채소 · 과일식 실천 사례

몸과 마음을 살린 한 끼,
채소·과일식이 선물한 기적

👤 예방원 카페 활동명: 까칠휘자 | 🕐 채소 · 과일식 770일째

2022년 유방암 진단 이후 항암, 방사선, 표적 치료까지 받으며 몸과 마음 모두 꽤 힘든 시간을 보냈어요. 건강을 회복하고 싶다는 간절한 마음으로 여러 방법을 찾던 중, 우연히 채소·과일식을 접하게 되었습니다. 처음에는 불안한 마음으로 시작했지만, 700일을 훌쩍 넘긴 지금은 건강한 습관으로 자리 잡았어요.

치료 중에도 채소·과일식을 꾸준히 실천한 결과, 재발이나 전이 없이 건강을 잘 유지하고 있고, 병원에서도 1년 후 정기검진만 받으면 된다는 반가운 말을 해주셨어요.

채소·과일식과 함께한 삶은 정말 많은 긍정적 변화를 가져왔습니다. 11kg의 체중 감량은 물론이고, 옷 치수도 한 사이즈 줄었으며, 예전에는 팔을 들기도 어려웠던 오십견이 말끔히 사라졌습니다. 감정 기복이 줄어들고 성격도 한결 부드러워졌습니다. 알람 없이도 눈이 번쩍 떠지는 건강한 수면 습관, 뽀얀 피부와 체력 증진, 긍정적인 마인드까지 얻게 되었어요.

특히 하루도 빠짐없이 실천한 아침 스트레칭과 음양탕, 레몬수 마시기, 제철 채소와 과일, 7:3 원칙을 지키며 가끔 일반식을 병행하는 유연한 실천은 오히려 꾸준함을 유지하는 데 큰 도움이 되었습니다.

무엇보다 가장 중요한 것은 "꾸준함"이라는 것을 체감했습니다. 그냥 '하루하루 자연스럽게 하는 거지'라는 마음으로 실천하다 보니 어느덧 700일을 넘기고, 이제는 800일, 1000일을 향해 가고 있어요. 암이라는 큰 고비를 잘 넘긴 지금, 이 식생활은 단지 병을 이겨 내기 위한 방법이 아니라, 어느새 제 삶의 일부가 되었습니다. 더 많은 분들이 함께 실천하셨으면 좋겠습니다. 여러분도 함께 해 보세요. 정말 삶이 달라집니다!

까칠휘자 님의 실천 기록

까칠휘자 님의 하루 일과

(기상) 6~7시, 알람 없이 자연 기상

침대에 누워서 간단한 스트레칭(공중자전거, 발끝치기, 림프샘 자극 등)

(아침) 음양탕 + 따뜻한 레몬수 또는 청귤수

CCA 착즙 주스(사과, 당근, 케일 등) + 채소·과일 한 접시

(점심) 채소·과일 도시락 + 자연식 반찬 (무생채, 두부, 다래순나물 등)

(저녁) 따뜻한 건강차 섭취(상황버섯차, 배도라지차, 콩물, 대쌍차 등)

(운동) 주 2~3회, 5km 걷기 또는 PT + 유산소 운동 50분 병행

(운동은 무리하지 않고 가능한 시간에 자연스럽게 실천)

까칠휘자 님의 한마디

암 치료 중에 만난 채소·과일식은 제 인생의 전환점이었어요. 몸도, 마음도 함께 치유받는 기분이 들었고, 그 힘은 생각보다 크더라고요. 하루하루 실천하며 내 몸을 믿고, 나 자신을 소중히 여기는 마음이 커졌습니다. 중요한 건 멈추지 않고 꾸준히 이어 가는 거예요. 스스로를 믿고, 나를 사랑하며, 함께 채소·과일식 이어 가요!

까칠휘자 님의 노하우 소개

- 아침 스트레칭으로 하루를 깨워요, 오십견도 이걸로 나았답니다.

- 음양탕과 레몬수는 매일 아침 빠지지 않고 마셔요.

- 외출할 땐 '채소·과일 도시락'을 꼭 챙겨요, 혼밥이어도 당당하게.

- 빵이나 외식도 괜찮아요, 채소랑 같이 먹고 다음 날은 해독 채소·과일로 조절해요.

- 두부마요 드레싱(두부 반모 + 레몬즙 + 들기름 + 소금)을 추천해요, 담백하고 채소랑 잘 어울려요.

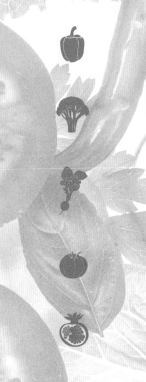

3장

초특급
배출 다이어트

어제보다 오늘 더 건강하고 싶은 당신에게

다이어트는 살을 빼는 게 아니라 건강을 회복하는 것이다

건강하고 행복한 삶을 위한 진정한 다이어트를 원한다면, 먼저 우리 자신에 대한 근본적인 물음을 되짚어 볼 필요가 있습니다. "인간은 어디서 왔을까?"라는 질문은 누구나 한 번쯤 품어 보았을 것입니다. 식습관을 바꾸기 전, 우리 몸이 어떻게 설계되었고 무엇을 필요로 하는지 이해하는 것이 중요합니다. 넘쳐 나는 정보 속에서 무엇을 믿고 따를지 스스로 선택해야 하는 시대에 살고 있습니다. 이 글에서는 과학과 경험을 바탕으로 한 보편적인 상식을 나누려 합니다. 편안한 마음으로 가볍게 읽어주시면 좋겠습니다.

산업혁명 이후 약 400년 동안 인류는 전례 없는 문명 발전을 이루었고, 그중 하나가 지구와 우주에 대한 인식입니다. 1980년에 출간된 칼 세이건의 『코스모스』와 동명의 다큐멘터리 〈코스모스〉에서는 우주의 나이(약 138억 년)를 1년으로 환산한 '우주 달력'을 소개합니다. 이 기준에 따르면 현재 지구의 나이(약 46억 년)는 9월 초에 해당하고, 인류 문명은 12월 31일 밤 11시 52분에 등장했습니다. 우주 달력에서 1초는 약 400년에 해당하기 때문에 인류의 역사는 우주의 역사에서 단 8분, 찰나에 불과합니다.

1977년, 목성과 토성을 관측하기 위해 쏘아올린 보이저 1호는 태양계를 벗어나면서, 지구를 촬영한 사진을 보내왔습니다. 이 사진을 통해 칼 세이건은 지구를 '창백한 푸른 점'이라 지칭했습니다. 이 지구의 사진은, 광활한 우주 속 우리의 위치를 돌아보게 합니다. 우주의 관점에서 보면 우리는 미미하지만 단 하나뿐인 존재입니다. 서로 사랑하고 때로는 다투며 살아가는, 단순하면서도 복잡한 존재이기도 하죠. 이 관점에서 세 가지 메시지를 전하고 싶습니다.

첫째, 여러분이 가지고 있는 자연 치유력을 믿으시길 바랍니다. 둘째, 100년 남짓한 인생에 너무 집착하지 말 것을 당부드립니다. 건강, 돈, 권력, 명예, 인간관계 등 우리가 중요하게 여기는 많은 것들이 여기에 포함됩니다. 셋째, 시공간을 초월하는 유일한 것, 사랑의 가치를 나누고 베풀며 살아가길 바랍니다. 하루를 살더라도 감사함을 느끼고, 그 감사함을 주위에 전파하는 삶을 살 때 우리는 진정한 행복을 경험할 수 있습니다.

이처럼 몸과 마음을 돌보는 일은 거창한 철학이 아니라, 지금 이 순간을 충실히 살아가는 방법일 수 있습니다. 바로 그 지점에서 우리는 '다이어트'라는 말도 새롭게 바라볼 수 있습니다. 오늘날 다이어트는 지나치게 소비되며, 허위·과장 광고에 자주 이용됩니다. 실제로 홈쇼핑에서는 건강기능식품으로 인증되지 않은 제품에 '다이어트에 도움이 된다'는 표현조차 쓰기 어렵습니다. 그만큼 이 단어가 많은 오해를 불러일으켜 온 것이지요. 채소·과일식 또한 다이어트에 효과가 있다고 알려졌지만, 항상 '다이어트에 대한 인식 전환'을 함께 강조해 온 이유가 여기에 있습니다.

진정한 다이어트는 단순한 체중 감량이 아니라, 몸과 마음의 균형을 회복하는 과정입니다. 먹는 것, 입는 것, 소비에 대한 집착을 덜고 삶을 단순하게 정돈하는 것, 그 자체가 다이어트입니다. 결국 건강의 출발점은 식생활 습관의 변화이며, 궁극적으로 마음의 평온이 함께할 때 진정한 치유가 시작됩니다. 이것이 제가 전하고 싶은 가장 중요한 메시지이기도 합니다.

여러분이 진정으로 건강을 회복하고 다이어트를 지속하고 싶다면, 먼저 자신에게 가장 큰 스트레스가 무엇인지 파악해야 합니다. 스트레스의 원인은 부부 관계, 자녀 문제, 직장 생활, 경제적 어려움 등 사람마다 다를 수밖에 없습니다. 많은 분들이 이를 무의식적으로 가공식품이나 식탐으로 해소하며 악순환을 반복합니다.

이처럼 스트레스와 식습관은 깊이 연결돼 있기 때문에, 단순히 음식을 조절하는 것만으로는 부족합니다. 자신의 감정과 마주하고 스트레스의 근원을 해결하는 것이야말로 건강한 몸과 마음을 위한 첫걸음입니다. 다이어트를 체중 감량이 아닌 내 삶의 방향을 새롭게 정립하는 기회로 삼아 보시길 바랍니다. 지금 내 상황이 생각보다 나쁘지 않다는 작은 깨달음에서 출발한다면, 분명 더 행복한 인생을 살아갈 수 있을 것입니다.

평생 다이어트를 해왔는데, 정말 요요 없이 성공하는 방법이 있나요?

다이어트 방법은 수없이 많고 다양한 방식으로 시도할 수 있지만, 많은 사람이 결국 요요를 경험합니다. 방법도 다 다르고 사람도 각자 다르지만, 왜 요요 현상은 공통적으로 나타나는 것일까요?

살이 빠졌다가 다시 찌는 이 과정을 반복하지 않는 방법은 분명히 있습니다. 나만의 방법을 찾기 위해 수많은 다이어트를 시도할 필요도, 유행하는 다이어트 유산균이나 각종 기능 식품을 매일 챙겨 먹을 필요도 없습니다. 요요 없는 다이어트의 핵심은 바로 방법에 집착하지 않는 것입니다. 체중뿐만 아니라 건강 자체에도 불필요한 집착을 하지 않는 것이 중요합니다. 모순처럼 들릴 수 있지만, 이것이야말로 요요 없이 다이어트를 지속하는 방법입니다.

우리는 단순히 날씬한 몸매뿐만 아니라 근육질의 몸까지 선망하는 시대에 살고 있습니다. 예쁜 옷을 입기 위해, 면접에 좋은 인상을 남기기 위해, 사랑하는 이에게 잘 보이기 위해, 그리고 건강하게 살기 위해 등 다양한 이유로 다이어트를 합니다. 오랜 시간 다이어트 상담을 하면서 제가 느낀 것은, 주변의 시선과 환경에 의해 다이어트를 시작한 경우 결국 삶의 만족도가 떨어진다는 것입니다. 스스로 자각하지 못하는 사이, 각종 건강 정보들이 건강 염려증과 불안을 조장하며, 강박을 갖도록 끊임없이 기준치를 제시하고 위험성을 강조합니다. 그 결과 우리는 진짜 중요한 것을 놓친 채, 건강이라는 껍데기 속에 갇혀 불필요한 것들에 집착하며 살고 있습니다.

다이어트 '방법'보다 '마음'이 먼저

중요한 것은 지금 내가 행복한지입니다. 먹어서 행복하면 그걸로 끝이 아닐까 생각할 수 있지만, 과도한 비만은 곧 질병으로 이어지고, 건강 수치를 관리하기 위해 먹는 약들은 결국 나를 '걸어

다니는 종합병원'으로 만들어 버립니다. 먹고 싶은 것을 다 먹으면서도 살이 찌지 않고 건강하길 바라는 것은 애초에 절대 이루어질 수 없는 목표입니다. 그럼에도 우리는 이 목표를 이루기 위해 끊임없이 방법을 찾아 헤매고, 누군가의 의도에 따라 소비를 강요받으며 길들여집니다. 이런 과정이 반복되다 보면, 우리는 점점 삶에 대한 선택권을 잃게 됩니다. 그리고 건강을 위해 시작했던 다이어트가, 오히려 허무함과 우울을 키우고 자존감을 무너뜨리는 결과로 이어지기도 합니다. 이럴수록 나를 지키기 위한 방향으로 시선을 돌려야 합니다.

운동하지 않는 자신을 의지가 약하다고 절대 자책하지 마시길 바랍니다. 중요한 것은 삶의 주도권을 되찾는 것입니다. 먹는 것, 자는 것, 운동하는 것까지 모든 선택에서 스스로 결정하는 힘을 길러야 합니다. 또한 있는 그대로의 내 모습을 사랑하고, 응원하고, 격려하는 마음을 가지는 것이 먼저입니다.

하루하루 너무 큰 의미를 부여하며 살기보다는 '그냥 살아가는 것도 괜찮다'는 여유로운 마음을 가져 보는 것도 좋습니다. 그러기 위해서는 남과 비교하지 않아야 합니다. 평균이라는 기준에서 벗어나, 남에게 피해를 주지 않는 범위 내에서 나만의 자유를 누릴 때 우리의 몸과 마음도 편안해질 수 있습니다. '몸은 마음에 지배를 받는다'는 사실을 항상 기억해야 합니다.

나답게 살아가는 연습

마음이 편안해지면, 기본적인 욕구와 욕망인 식탐에서도 자유로워질 수 있습니다. 가공식품에 중독되지 않기 위한 방법으로 자연에서 온 채소·과일식을 실천해 보라는 조언을 드리는 것도 이 때문입니다.

하지만 채소·과일식 역시 하나의 방법론에 불과하다는 점을 이해하는 것이 중요합니다. 먹는 것에 대한 집착을 내려놓을 때, 삶 전반에서도 힘을 빼고 좀 더 가볍게 살아갈 수 있습니다. 마음을 비우고 내려놓는다는 것이 한 번에 성공할 수 있거나 영원히 지속할 수 있는 것은 아닙니다. 하지만 그 사실을 깨닫는 것만으로도 우리는 훨씬 더 행복하게 살 수 있습니다.

정해진 루틴대로 완벽하게 식단을 조절하는 날도 있을 것이고, 가끔은 계획대로 되지 않는 날도 있을 수 있습니다. 그래도 괜찮습니다. 중요한 것은 그 균형을 맞추며 살아가는 나 자신을 받아들이는 것입니다. 다이어트 실패란 없으며, 언제든 다시 시작할 수 있다는 마음만 있으면 됩니다.

칼로리에 집착하지 않는,
건강한 다이어트 방법이 있을까요?

많은 사람들이 음식과 건강을 이야기할 때 '칼로리'라는 개념을 중요하게 여깁니다. 쉽게 말해, 칼로리는 우리 몸이 에너지를 얻는 기준이 되는 단위입니다. 우리가 음식을 통해 얼마나 많은 에너지를 섭취하고, 또 얼마나 소비하는지를 계산하는 데 활용되죠. 하지만 이 개념이 건강을 위한 기준이 아니라, 가공식품 판매를 위한 마케팅 수단으로 이용되면서 문제가 생기기 시작했습니다. 특히 장기간 보관이 가능한 가공식품들은 칼로리 수치를 강조하며 소비자들에게 신뢰감을 주려는 전략을 사용하고 있습니다.

칼로리보다 중요한 것들

과학이 발전하면서 다양한 연구와 논쟁이 이어졌고, 이제는 '제로 칼로리'라는 마케팅까지 등장했습니다. 이는 칼로리가 절대적인 요소가 아니라는 사실을 보여주는 대표적인 사례입니다. 실제로 채소나 과일 같은 자연식품은 단순한 칼로리 개념만으로 영양을 설명하기 어렵습니다. 우리 몸은 오랜 세월 동안 자연에서 나는 음식들을 섭취하며 적응해 왔으며, 단순한 숫자로 설명할 수 없는 복잡한 생리 작용을 가지고 있습니다. 그럼에도 불구하고 여전히 다이어트나 운동을 시작할 때 칼로리를 기준으로 삼는 이유는, 오랫동안 반복적으로 전달된 교육과 정보의 영향이 크기 때문입니다.

더 이상 칼로리 계산에 너무 얽매이지 않아도 괜찮습니다. 오히려 성분표에서 정말 중요한 것은 칼로리 수치가 아니라, '가공된 탄수화물'과 '해로운 지방'이 포함되어 있는지입니다. 당류는 탄수화물의 한 종류로, 식이섬유를 제외한 탄수화물이 당질이 됩니다. 결국, 가공된 탄수화물이 체내에 쌓여 불필요한 체지방이 되는 주요 원인이라는 점을 기억하면 됩니다. 당류가 제로여도 표기된 탄수화물이 진짜 당질이자 당류라는 뜻입니다. 또한, '제로 칼로리' 제품에 들어가는 인공 감미료도 피하는 것이 좋습니다.

인공 감미료는 가공된 단맛에 대한 의존도를 높이고, 장기간 섭취할 경우 건강에 부정적인 영향을 미칠 수 있다는 연구 결과들이 계속해서 발표되고 있기 때문입니다.

'마음 편한 다이어트'란 이런 것

'맛있게 먹으면 0칼로리'라는 말이 농담처럼 들릴 수도 있지만, 어느 정도는 맞는 말이기도 합니다. 무엇을 먹든, 어떻게 먹든 그 순간만큼은 '이 음식이 내 몸에 가장 좋다'고 생각하면서 즐겁게 드시길 바랍니다. 그리고 먹고 난 후에는 후회하지 않는 태도가 중요합니다. 물론 여기에서 끝나는 것이 아니라, 먹은 만큼 몸을 움직이고 균형을 맞추려는 노력이 함께해야 합니다. 즐겁게 먹은 에너지를 잘 활용해 식습관을 조절하는 것이 건강한 다이어트의 핵심입니다.

우리가 보기에는 초고도비만처럼 보여도, 정말 아픈 곳 없이 건강하게 지내시면서 먹고 싶은 것을 다 드시는 분들도 있습니다. 이런 분들의 특징은 칼로리나 병원이 제시하는 수치에 연연하지 않으며, 긍정적이고 감사하는 마음으로 주위 사람들과 사랑을 나누는 행복한 삶을 살아간다는 점입니다. 그래서 중요한 것은, 가공식품을 먹는 그 자체가 아니라 먹은 후의 마음가짐입니다. 먹은 뒤 불필요한 걱정을 하거나 영양제·약물에 의존하지 않고, 먹은 것을 편안하게 받아들이는 것이 오히려 건강에 더 도움이 됩니다.

그렇다면 다이어트를 지속하는 가장 좋은 방법은 무엇일까요? 이 역시 마음가짐이 핵심입니다. 다이어트를 할 때 규칙이나 숫자에 얽매이지 않고, 자신만의 균형을 찾아가는 과정이라고 받아들이는 것이 중요합니다. 스스로를 강요하거나 괴롭게 만들지 않고, 내 몸에 맞는 방식을 존중하며 실천하는 것이 필요하죠. 이렇게 해야 지치지 않고 꾸준히 실천할 수 있습니다.

물론, 칼로리를 지나치게 신경 쓰지 않더라도, 가공된 탄수화물(백미 포함)이나 고기를 과도하게 섭취하면 살이 찔 수밖에 없습니다. 그래서 자신에게 맞는 식단을 찾는 것도 중요합니다. 채소·과일식이 몸과 마음에 긍정적인 영향을 미치는 식단임을 기억해 주세요.

식습관이
감정 기복이나 스트레스에
영향을 줄 수 있을까요?

음식과 감정은 밀접한 관계가 있습니다. 예로부터 전통 의학에서는 맵거나 짜고, 달거나 신 음식이 우리 몸의 여러 기관과 감정에 영향을 미친다고 보았는데요. 현대 과학에서도 음식이 단순히 신체 건강뿐만 아니라 호르몬 작용을 통해 감정 변화와 스트레스에 큰 영향을 준다는 사실이 밝혀졌습니다. 특히 자연에서 온 음식이 아니라 인공적으로 만들어진 화학 첨가물들이 문제를 더욱 심각하게 만듭니다.

이러한 화학 첨가물은 중독성을 높이고, 뇌에서 감정을 조절하는 호르몬의 균형을 무너뜨려 단맛, 짠맛, 매운맛을 계속 찾게 만듭니다. 그 결과, 폭식이나 거식 같은 극단적인 식습관으로 이어지기도 하고, 우울감이나 불안, 불면 등 감정적인 불균형이 나타날 수 있습니다.

그래서 단순히 동물성 식품에서 식물성 식품으로 바꾸는 것만으로는 충분하지 않습니다. 우리가 먹는 음식 속에 숨어 있는 화학 첨가물을 줄이는 것이 중요하며, 이를 위해 일정 기간 동안 채소와 과일을 중심으로 식단으로 몸을 정화하는 시간이 필요합니다. 물론 처음에는 금단증상처럼 단 음식이나 기름진 음식이 간절할 수도 있지만, 보통 2주에서 한 달 정도 지나면 몸과 마음이 점차 편안해지는 것을 느낄 수 있습니다.

자신의 감정, 즉 마음을 다스리는 과정이기에 채소·과일식은 곧 마음 수행이라고 말씀드리는 이유입니다. 먹고 싶다는 원초적인 욕망과 욕구를 알아차리고 그것에서 벗어날 수 있을 때, 우리는 삶이라는 선물을 더욱 평온하게 누릴 수 있습니다. 인생은 본디 괴로움과 즐거움이 반복되는 과정이라는 것을 깨닫는 것 또한 중요한데요. 먹는 욕구를 다스릴 수 있을 때 감정의 기복도 알아차리고 조절해 갈 수 있습니다.

요즘은 먹을 것이 넘쳐나는 시대이지만, 아이러니하게도 음식으로 인해 가장 많은 스트레스를 받는 시대이기도 합니다. 결국 우리가 무엇을 선택하느냐에 따라 전혀 다른 결과를 맞게 됩니다. 인공적으로 만들어진 강한 맛의 유혹을 이겨 내고, 자연이 주는 건강한 맛을 즐기는 것이야말로 몸과 마음의 균형을 찾는 첫걸음이 아닐까요? 백일 정도만 꾸준히 실천해 보신다면, 몸과 마음 모두 큰 기복 없이 한결 가벼워지고 더없이 편안한 변화를 경험하시게 될 것입니다.

먹는 걸로 스트레스를 푸는
저도 채소·과일식을
할 수 있을까요?

언제부터인가 병명 앞에 '신경성'이라는 단어가, 뒤에는 '증후군' 이라는 단어가 붙기 시작했습니다. 원인을 정확히 알 수 없지만, 스트레스가 원인일 수 있다는 전제 아래, 비슷한 증상들을 하나로 묶어 진단하는 방식인 것이죠. 현대 과학은 마음의 상태가 실제로 몸에 영향을 미친다는 사실을 점차 입증해 가고 있습니다. 예를 들어, 종이에 손이 베였을 때 몰랐다가도, 상처를 보고 나서야 통증을 느끼는 경우가 있죠. 결국 우리의 몸이 어떻게 반응하는지는 마음이 그것을 어떻게 받아들이느냐에 달려 있습니다.

스트레스를 유발하는 음식 습관

먹는 것으로 스트레스를 푸는 습관도 마찬가지입니다. 오랜 시간 반복 노출된 환경과 경험을 통해 형성된 것이죠. 스트레스를 받을 때 자연스럽게 손이 가는 음식들이 있지만, 그것이 정말 내 몸이 원하는 것인지, 아니면 환경과 마케팅이 만든 습관인지 한 번쯤 생각해 볼 필요가 있습니다. 우리가 쉽게 접하는 가공식품과 특정한 식습관은 단순한 개인의 선택이 아니라, 식품 산업과 광고를 통해 형성된 결과물일 가능성이 큽니다. '채소와 과일은 맛이 없고, 비싸고, 먹기 불편하다'는 생각도, 어쩌면 그런 영향을 받아 생긴 편견일 수 있습니다. 하지만 정말 그럴까요?

자연 그대로의 채소와 과일을 먹는 것은 인간 본래의 식습관입니다. 인공 첨가물이 들어간 가공식품보다 훨씬 건강한 선택이며, 몸이 본래의 균형을 찾도록 돕습니다. 중요한 것은 '내가 정말 채소와 과일을 싫어하는 것인지, 아니면 그렇게 생각하도록 길들여진 것인지' 스스로에게 물어보는 것입니다.

다이어트는 단순히 '무엇을 먹고 안 먹고'의 문제가 아닙니다. 오히려 자신을 돌아보는 과정이 되어야 합니다. 많은 사람들이 빠르고 쉬운 방법(약물, 시술, 건강보조식품)에 의존하려 하지만, 이런 방식은 스트레스를 더 키우고, 반복되는 악순환 속에서 자존감까지 떨어뜨릴 수 있습니다. 오히려 내가 선택하고 조절할 수 있는 가장 기본적인 부분인 '먹는 것'에서부터 시작하는 것이 중요합니다.

즐거운 실천이 변화를 만든다

스트레스 없이 건강한 몸을 만드는 것은 충분히 가능합니다. 억지로 채소와 과일을 먹어야 한다는 부담까지 가질 필요는 없습니다. 단순히 다이어트를 위한 식단이 아니라, 내가 먹는 음식이 내 몸과 마음에 어떤 영향을 미치는지를 이해하는 과정이라고 생각하면 훨씬 편해집니다. 특히, 채소와 과일 식단은 다양한 과일을 맛있게 즐길 수 있다는 점에서 가장 쉽게 실천할 수 있는 방법이기도 합니다.

결국 중요한 것은 단순한 체중 조절이 아니라, 몸과 마음이 편안해지는 방향으로 나아가는 것입니다. 먹는 것 하나를 바꾸는 것만으로도 몸은 스스로 균형을 찾아가고, 그렇게 되면 체중은 자연스럽게 조절됩니다. 그러니 부담을 갖지 말고, 작은 변화부터 시작해 보세요. 작은 변화가 쌓이면, 어느 순간 몸과 마음이 자연스럽게 균형을 이루는 자신을 발견하게 될 것입니다.

다이어트 효과를 높이려면
식사 순서도 신경 써야 할까요?

흔히 탄수화물을 가장 늦게 먹고 단백질과 지방을 먼저 섭취해야 한다는 이야기를 들어보셨을 텐데요. 즉, 반찬을 먼저 먹고 밥을 따로 먹으라는 뜻이죠. 그런데 이렇게 먹으면 정작 식사의 즐거움을 잃어버리고, 오히려 스트레스를 풀기 위해 식후 디저트로 달달한 음료나 빵을 찾게 되기 쉽습니다. 차라리 국밥이나 설렁탕처럼 든든한 한 끼를 기분 좋게 먹고, 공복을 유지하는 것이 더 효과적인 다이어트 방법일 수 있습니다. 무엇을 어떻게, 얼마나 먹든, 그 순간만큼은 기분 좋고 감사한 마음으로 식사하는 것이 중요합니다. 우리 몸은 긍정적인 감정과 함께할 때 더욱 건강하게 작용하기 때문입니다.

부대찌개나 피자를 먹을 때 사리나 토핑을 따로 먹어야 한다거나, 빵을 우유나 커피와 함께 먹어서는 안 된다는 이야기는 거의 들어본 적이 없을 겁니다. 그런데 유독 채소·과일식에 대해서는 채소와 과일을 함께 먹지 말라는 식의 제한적인 정보들이 자주 들려옵니다. 정작 건강에 악영향을 미칠 수 있는 가공식품이나 화학 첨가물에 대한 경고는 흐려지는 반면, 오히려 자연에서 온 신선한 식재료에는 근거 없는 제한과 걱정이 따라붙곤 합니다.

살을 빼기 위해 다이어트를 한다면, 특정 음식 조합을 지나치게 따지는 것보다 가공식품을 최대한 줄이고 신선한 채소와 과일을 기본으로 하면서 설탕이나 화학조미료처럼 자극적인 음식을 피하는 것이 더 중요합니다. 반찬과 국, 밥을 균형 있게 즐기되, 밥의 경우 백미와 현미 등 잡곡을 적절히 섞어 먹는 것이 좋습니다. 백미의 비율이 5를 넘지 않도록 하는 것이 좋으며, 현미나 콩에 포함된 성분(렉틴, 피트산, 리그닌 등)에 대해서는 지나치게 걱정하지 않아도 됩니다. 생식이 아니라 푹 삶아 먹으면 소화도 잘되고, 설령 생식으로 먹더라도 가공식품보다는 훨씬 건강한 선택이니까요.

고기나 생선 같은 동물성 식품을 먹을 때는 가능한 한 깨끗한 환경에서 자란 것을 고르고, 태워 먹지 않도록 해주세요. 쌈채소나 잘게 썬 양배추를 곁들이면 더욱 좋습니다. 단편적인 건강 정보를 너무 맹신하다 보면, 음식에 대한 강박과 집착으로 인해 오히려 위 건강이 나빠지고, 소화 불량과 변비, 불면증 같은 문제를 달고 살게 됩니다.

결국 우리 몸에 가장 큰 영향을 미치는 것은 '무엇을 먹느냐' 이전에, '어떤 마음으로 먹느냐'입니다. 완벽하게 하려는 부담을 내려놓고, 늘 감사한 마음으로 즐겁게 다이어트를 해 보세요. 그렇게 꾸준히 실천하다 보면, 몸과 마음이 자연스럽게 건강한 변화를 맞이하게 될 것입니다.

채소·과일식을 하면서
단식(간헐적 단식)을 함께하면
몸에 무리가 갈까요?

단식은 인류가 오랜 세월 생존을 위해 터득한 지혜입니다. 단순히 식사를 거르는 것이 아니라, 몸과 마음을 정화하는 과정이기도 하지요. 단식과 함께하면 좋은 습관 중 하나가 명상입니다. 우리가 받는 스트레스는 크게 두 가지, 육체적인 피로와 정신적인 스트레스로 나뉩니다. 육체적인 피로는 충분한 수면과 휴식으로 회복되지만, 정신적인 피로는 쌓일수록 삶의 질을 떨어뜨리고 만성적인 건강 문제로 이어질 수 있습니다. 현대 사회에서는 이러한 정신적인 스트레스가 더 큰 문제로 작용하는 경우가 많습니다.

사람들은 스트레스를 풀기 위해 운동을 하거나 여행을 떠나기도 합니다. 또한 먹는 것으로 해소하는 분들도 많습니다. 스트레스를 받을 때 단 음식이나 기름진 음식을 찾게 되는 것이죠. 이런 습관을 바꾸는 데 가장 효과적인 방법 중 하나가 명상입니다. 명상은 거창한 것이 아닙니다. 그저 호흡에 집중하는 것만으로도 충분합니다. 걱정이나 불안, 미움, 집착 같은 감정을 내려놓기 위해서는 몸이 가벼워지는 과정이 필요합니다. 소화 기관이 쉴 때, 즉 음식을 덜 먹을수록 몸은 회복과 재생에 더 많은 에너지를 쓸 수 있습니다.

단식, 몸을 쉬게 하는 가장 자연스러운 방법

단식은 종교적인 수행에서도 중요한 역할을 해왔습니다. 다양한 문화권에서 일정 기간 음식을 제한하는 전통이 이어져 온 것은 단순한 절제가 아니라, 몸과 마음을 정돈하는 데 의미가 있기 때문입니다. 단식을 하면 몸속에 쌓인 불필요한 요소들이 배출되면서 몸과 마음이 한층 가벼워지는 효과를 볼 수 있습니다.

사실, 사람이 아프면 식욕이 떨어지는 것은 자연스러운 반응입니다. 하지만 현대 사회에서는 '아플 때일수록 억지로라도 먹어야 한다'는 인식이 자리 잡고 있습니다. 나이가 들며 식욕이 줄어드는 것도 자연스러운 현상인데, 단백질 보충제를 꼭 먹어야 한다는 광고에 영향을 받아 불필요한 음식을 섭취하면서 오히려 소화 불량을 겪는 경우도 많습니다.

단식을 갑자기 하면 몸이 놀랄 수 있으며, 이후 폭식으로 이어지는 경우도 있습니다. 예를 들어, 라마단 기간 동안 단식 후 오히려 체중이 증가하는 현상이 나타나기도 합니다. 따라서 단식을 무조건 '아무것도 먹지 않는 것'으로 받아들이기보다는, 신선한 채소·과일 위주의 식단을 유지하는 것이 더 효과적일 수 있습니다. 무첨가 주스 등을 활용하면 수분 보충도 자연스럽게 이루어집니다. 또한, 단식 중 커피 섭취는 효과를 방해하고 몸에 부담을 줄수 있으므로 피하는 것이 좋습니다.

채소·과일식과 단식의 균형

간헐적 단식을 할 때도 지나치게 엄격한 기준을 적용할 필요는 없습니다. 8시간, 12시간, 16시간, 20시간 등 특정 시간을 반드시 지켜야 한다는 강박보다는, 음식에 대한 집착을 줄이고 자연스럽게 실천하는 것이 더 중요합니다.

단식에서 가장 조심해야 할 것은 바로 '폭식'입니다. 일정 시간 공복을 유지하는 것보다, 단식 후 갑자기 많은 양을 먹는 것이 몸에 더 큰 부담을 줄 수 있기 때문입니다. 오랜 단식을 한 이후에는 소화가 잘되는 채소와 과일을 먼저 먹고, 그다음으로 삶은 수육이나 보쌈, 갈비탕, 설렁탕처럼 따뜻하고 부드러운 형태의 동물성 식품을 보충해 주셔도 괜찮습니다. 뜨끈한 탕이 드시고 싶다면 마음 편히 드셔도 됩니다.

우리는 더 이상 영양 부족으로 생명을 위협받는 환경에 살고 있지 않습니다. 오히려 과잉 섭취로 인해 몸과 마음이 지쳐 있는 경우가 많죠. 신선한 채소·과일식만으로도 충분히 건강을 유지할 수 있고, 활력 있게 생활하며 자연스럽게 나이 들어갈 수 있습니다.

특히 간헐적 단식을 하면서 채소·과일식을 함께 실천하면, 몸의 균형을 회복하고 건강한 리듬을 유지하는 데 더욱 도움이 됩니다. 가공하지 않은 자연 그대로의 음식을 섭취하는 것이야말로 가장 좋은 단식 방법입니다. 그렇게 실천하다 보면 몸이 점점 가벼워지고 건강한 식습관이 자연스럽게 자리 잡게 될 것입니다.

공복에 배고파서
잠이 안 올 땐
어떻게 해야 하나요?

억지로 참을 필요는 없습니다. 저녁 8시부터 아침 8시까지 12시간 공복을 유지해 보겠다고 마음먹어도, 간헐적 단식을 무작정 시작하면 3일을 넘기기 어렵습니다. 그동안 먹던 야식 습관이 몸에 배어, 배 속이 든든해야 잠이 오는 환경에 익숙해졌기 때문이죠. 이럴 땐 단번에 공복을 유지하려 애쓰기보다, 먹는 음식의 종류를 바꿔 보는 것부터 시작하는 게 좋습니다.

예를 들어, 한밤중에 피자, 치킨, 마라탕 같은 기름진 음식을 찾는 대신, 단호박, 고구마, 감자, 옥수수 같은 전분 채소나 현미, 귀리 같은 통곡물, 견과류로 대체해 보세요. 몸에 부담이 덜하면서도 포만감을 주기 때문에, 점차 공복 상태에 익숙해질 수 있습니다. 조금 적응이 됐다면 바나나를 드시는 것도 추천합니다. 밤늦게 편의점에서 컵라면을 사 먹는 것보다, 손이 닿는 곳에 바나나를 두고 간식으로 활용하는 것이 몸에는 훨씬 더 좋습니다.

식습관이 만드는 수면의 질

물조차도 먹지 않는 것이 간헐적 단식이라는 오해는 버리셔도 됩니다. 반드시 하루 16시간 공복을 유지해야 한다는 생각에 사로잡힐 필요도 없습니다. 간헐적 단식은 몸을 혹사하는 방식이 아니라, 기존의 가공식품을 제한하고 보다 자연에 가까운 음식을 선택하는 것만으로도 충분합니다.

공복이 힘들다면, 채소·과일식과 통곡물, 견과류를 식단에 적절히 활용하면 됩니다. 허기를 달래면서도 건강한 수면 패턴을 만들어 가는 것이 궁극적인 목표니까요.

또 한 가지 중요한 점은, 공복에 잠이 오지 않는 것이 단순히 식습관 때문만은 아닐 수 있다는 겁니다. 오랫동안 쌓인 스트레스나 불규칙한 생활 패턴, 카페인 섭취 같은 요소들도 영향을 미칠 수 있죠. 늦은 시간까지 스마트폰이나 TV를 보며 자극적인 콘텐츠를 소비하는 습관 역시 숙면을 방해할 수 있습니다. 그러니 식단뿐 아니라 생활 전반을 천천히 돌아보는 시선이 필요합니다.

특히 수면과 관련해서는, 나만의 방식으로 몸과 마음을 편안하게 만들어주는 루틴을 찾아보는 것도 좋은 출발점이 됩니다.

잠이 오지 않아 가만히 누워 있는 것이 너무나 고통스럽다면, 차라리 책을 읽거나 드라마, 영상을 보며 스르르 잠드는 것도 괜찮습니다. 나에게 최적화된 방법은 결국 내가 가장 잘 알고 있으니까요. 때로는 밤을 새울 수도 있지만, 그런 순간들에 너무 쫓기거나 조급해하며 문제로 삼기보다는, 점차 좋아지고 있다는 믿음을 갖는 태도가 더 중요합니다.

결국, '나는 배가 불러야 잠이 잘 온다'는 생각에 지배당했던 것일 수도 있습니다. 하지만 실제로는 그렇지 않다는 걸 깨닫고 나면, 공복 상태에서도 자연스럽게 잠드는 것이 훨씬 쉬워집니다. 인간은 원래 긴 시간 공복을 유지하며 살아왔으며, 채소와 과일을 중심으로 한 자연식이 기본이 되어야 한다는 점을 항상 잊지 마세요. 작은 변화부터 시작하면, 어느새 공복이 부담스럽지 않게 느껴질 것입니다.

평생 시달린 변비에
채소·과일식이 도움이 될까요?
어떤 원리인가요?

건강 상담을 하면서 알게 된 사실 중 하나는, 오랜 시간 암 투병을 하신 분들조차도 수술이나 항암, 방사선 치료보다 변비가 더 고통스럽다고 말씀하신다는 점입니다. 특별한 질병이 없어도 수십 년간 변비로 고생하며 "차라리 암 수술을 받는 게 낫겠다"고까지 표현하는 분들도 계실 정도입니다. 설사를 하는 게 소원이라는 이야기를 들을 때면, 그분들이 화장실에서 얼마나 큰 고통을 겪고 있는지 짐작할 수 있습니다. 직접 경험해 보지 않은 사람은 이해하기 어려운 고통이지요. 출산을 일곱 번 하신 할머니께서 "출산보다 더 아프다"고 말씀하시는 걸 보면, 변비가 단순한 불편함을 넘어선 고통이라는 걸 실감하게 합니다.

사람마다 다른 변비의 원인

변비의 원인과 증상은 사람마다 다 다릅니다. 하지만 공통점은 어떤 약을 써도 근본적인 해결이 어렵다는 것입니다. 그로 인해 좌절감이 커지고, 스트레스로 작용하면서 오히려 변비가 더 심해지는 악순환이 반복됩니다. 저는 유튜버는 아니지만, 첫 책을 출간하면서 짧은 영상들을 올리기 시작했는데요. 조회수를 위한 편집 없이, 책을 읽기 어려운 분들을 위해 핵심 내용을 공유하는 정도입니다. 그런데도 많은 분들이 "오랜 변비가 채소·과일식을 실천한 것만으로 해결되었다"는 기적 같은 변화를 댓글로 전해 주시곤 합니다. 제가 직접 댓글을 달지는 않지만, 하나하나 읽고 있습니다. 특히, 부정적인 반응보다 희망적인 변화의 사례가 많아질수록, 많은 분들이 한 번이라도 실천해 보겠다는 용기를 얻는다는 점에서 의미가 크다고 생각합니다.

시중에 판매되는 유산균 제품이 정말 효과가 있었다면, 지금처럼 변비로 고생하는 사람이 많지는 않았을 것입니다. 마찬가지로,

다이어트 약이나 기능성 식품이 살을 빼는 데 확실한 효과가 있었다면, 비만도 그만큼 줄어들었겠지요. 하지만 현실은 그렇지 않습니다.

가장 간단하면서도 효과적인 방법은 바로 CCA 주스입니다. 당근, 양배추, 사과 이 세 가지를 매일 아침 갈아서 마시거나 착즙해 마시는 것이죠. 채소·과일이 풍부한 식이섬유를 통해 장을 깨끗하게 해준다는 사실은 누구나 알고 있지만, 실천해도 변비가 해결되지 않는다면, 섭취량이나 먹는 방식이 부족했을 가능성이 큽니다. 공복에 마시는 것이 좋고, 한 번에 200~300mL씩, 하루 500~1000mL 정도 마시는 것이 효과적입니다.

장을 깨우는 채소·과일의 힘

갈아 먹는 스무디 형태로도 변비가 해결되지 않는다면, 착즙 주스로 마셔보는 것을 권합니다. 착즙 주스는 흡수 속도가 빠르기 때문에 위와 장의 독소를 배출하는 과정에서 처음에는 설사를 유발할 수도 있습니다. 처음엔 "설사를 해서 속이 시원하다"고 말씀하시다가, 시간이 지나면 불안해하시는 분들도 계시는데요. 하지만 심한 복통이나 고열, 식은땀이 동반되지 않는다면 크게 염려하지 않으셔도 됩니다. 보통은 2~3일, 길어도 일주일 이내에 변 상태가 점차 정상으로 돌아옵니다.

이런 변화는 단순히 식이섬유 때문만이 아닙니다. 착즙 주스에도 불용성 식이섬유가 어느 정도 남아 있어 장에 작용하며, 채소·과일 속 살아 있는 효소가 몸 안에서 효과적으로 작용하기 때문입니다. 비타민, 무기질, 미네랄이 위와 장을 정화하고, 신진대사를 원활하게 하며, 에너지가 효율적으로 쓰이는 과정에서 몸의 균형이 자연스럽게 회복되는 것이죠.

아무리 비싼 영양제를 먹어도 변비가 해결되지 않는 이유는, 몸의 균형은 인위적인 화학성분으로는 회복되기 어렵기 때문입니다. 인체는 특정 부위만 좋아지거나 나빠지는 것이 아니라, 머리부터 발끝까지 모든 세포가 유기적으로 연결되어 반응합니다.

변비가 심할수록 몸속에 독소가 쌓이고, 그로 인해 다양한 질환이 생길 가능성도 커집니다. 생리학적으로 보면, 채소·과일식은 림프계의 순환을 도와 독소 배출을 활성화시키는 역할을 한다고 이해하시면 됩니다.

한 걸음 더 나아가, 채소·과일을 바탕으로 한약재를 달여 만든 한약이 큰 효과를 내는 이유도 같은 원리입니다. 채소·과일식만으로 충분하지 않다면, 한약을 함께 활용해 보는 것도 좋은 방법입니다. 한약을 전문적으로 다루는 약사나 한의원에서 상담을 받아보시는 것도 추천드립니다. 변비 치료에 효과가 검증된 한약이 제약회사에서 안정적으로 생산되고 있기 때문에, 부작용에 대한 부담 없이 도움을 받을 수 있습니다.

변비는 단순한 장 문제를 넘어서, 몸 전체의 균형과 면역력까지 영향을 미치는 중요한 신호입니다. 반드시 해결해야 할 불편함이자, 건강 회복의 시작점임을 기억하시길 바랍니다.

채소·과일식만으로도
건강하게 포만감을
채울 수 있을까요?

포만감을 주면서도 부담 없이 먹을 수 있는 대표적인 채소·과일식 재료로는 두부와 버섯이 있습니다. 절에서도 자주 사용되는 음식으로, 수행 중에도 편하게 먹을 수 있을 만큼 소화에 부담이 적고 포만감도 적당한 편입니다.

물론 바쁜 일상을 보내는 우리가 절에서처럼 절제된 식생활을 할 필요는 없지만, 일상 속에서도 잠시 몸과 마음을 가볍게 비워내는 시간은 분명히 필요합니다. 이러한 과정이 꼭 여행이나 특정한 환경에서만 가능한 것은 아닙니다. 평상시 명상을 통해서도 충분히 실천할 수 있지요.

사실 포만감은 단순히 음식의 양에서 오는 것이 아니라, 심리적인 요인도 크게 작용합니다. 구황작물은 곡식이 없을 때 대신해서 먹으며 끼니를 해결해 주는 작물로 옥수수, 고구마, 감자 등이 대표적입니다. 하지만 이 같은 통곡물은 많이 섭취하면 살이 찌기 쉬운 특징이 있습니다. 탄수화물의 단맛에 익숙해지면 오히려 더 많이 찾게 되기 때문이죠.

이에 비해 두부와 버섯은 비교적 부담 없이 섭취할 수 있으며, 요리 방법도 다양해 즐겁게 먹을 수 있습니다. 영양학적으로도 뛰어나기 때문에 육류를 섭취하지 않는 비건이나 채식주의자들이 단백질을 보충하기 위해 애용하는 식품이기도 합니다. 요즘은 닭가슴살 대신 두부와 버섯으로 근육을 키우는 비건 보디빌더들도 많아지고 있습니다.

두부와 버섯의 공통점은 열을 가해 조리해서 먹는 식재료라는 점입니다. 채소·과일의 항산화 성분이 열에 약하다고 해서 반드시 생식만 해야 한다는 고정관념에서 벗어나시길 바랍니다. 생으로 먹으면 좋은 채소, 과일이 있는가 하면, 익혀 먹는 것이 더 나은 재료들도 있습니다.

대표적으로 두부와 버섯은 조리해서 먹을 때 소화가 잘되고, 영양소 흡수율이 높아지는 식재료입니다. 특히 버섯은 균사체, 섭게 말하면 곰팡이균의 일종이기 때문에 익혀 먹는 것이 안전하고 효과적입니다.

또한 상황버섯, 영지버섯, 차가버섯 등은 '베타글루칸'이라는 강력한 면역력 증진 성분을 함유하고 있으며, 차로 우려 마셨을 때 흡수율이 더 높아지는 것으로 알려져 있습니다. 버섯차만 꾸준히 마셔도 포만감을 느끼는 데 도움이 되고, 불필요한 간식을 줄이는 데도 유용하니 잘 활용해 보시길 바랍니다.

이처럼 내게 맞는 방식으로 식재료를 활용하는 것, 그것이 바로 자연식물식을 유연하게 실천하는 길입니다. 이런 유연함은 단지 식습관에만 그치지 않고, 삶의 태도 전반에도 이어질 수 있습니다. 흑백논리에 갇히거나 남의 의견에 휩쓸리지 않고, 내가 먹는 음식에 대해 스스로 선택하고 즐겁게 실천할 수 있을 때, 인생도 한결 자유로워질 수 있습니다.

체질상 살이 잘 안 찌는 편인데, 채소·과일식을 하면 더 빠지지 않을까요? 반대로 많이 먹으면 살이 찔 수도 있나요?

사람마다 체질이 다릅니다. 어떤 사람은 많이 먹어도 살이 잘 찌지 않고, 반대로 조금만 먹어도 체중이 쉽게 늘어나는 경우도 있죠. '먹방'을 하는 크리에이터 중에도 마른 체중을 유지하시는 분들이 있습니다. 하지만 단순히 체질 때문이라고만 생각하면 해결 방법을 찾기 어렵습니다. 실제로 상담을 하다 보면, 살을 찌우고 싶어 고기나 단백질 쉐이크를 챙겨 먹어도 큰 변화가 없다는 분들을 종종 만나게 됩니다. 이런 분들 중에는 한약을 복용하거나, 건강기능식품을 꾸준히 드시는 분들도 많습니다.

반대로 물만 마셔도 살이 찌는 것 같다고 호소하는 분들도 있는데, 이분들 역시 다이어트 한약이나 비만 치료제를 다양하게 시도해 본 경우가 많습니다. 결국 우리가 먹는 음식과 생활 습관이 체질만큼이나 체중 변화에 큰 영향을 준다는 점을 잊지 말아야 합니다.

체질과 체중 변화의 핵심 변수

채소와 과일을 많이 먹으면 살이 찌거나 빠질 수 있습니다. 중요한 건 단순히 '많이 먹느냐'보다, '어떤 방식으로 먹느냐'의 문제입니다. 예를 들어, 가공식품과 동물성 식품을 제한하고 채소와 과일을 중심으로 식단을 구성하되, 체중을 늘리고 싶다면 고구마, 감자, 옥수수 같은 통곡물의 비중을 늘리면 됩니다. 반대로 체중을 줄이고 싶다면 곡물의 섭취량을 20% 미만으로 조정하면 됩니다. 또, 최대한 저녁 8시 이후에는 너무 많은 양을 드시지 않는 것도 기본적인 원칙이 될 수 있습니다.

과일을 먹으면 살이 찐다는 걱정도 많은데요. 과일의 과당이 단순히 지방으로 변해 비만을 유발한다면, 과일을 주식으로 하는 초식동물이나 과일을 즐겨 먹는 인간은 이미 오래전에 멸종했어야 합니다. 과일에는 단순한 당분만 있는 것이 아니라 비타민, 무기질, 항산화 성분이 함께 작용해 우리 몸에 흡수되도록 돕는 복합적인 구조를 가집니다. 오히려 가공식품에 들어 있는 액상과당과 인공 감미료가 체중 증가와 건강 문제를 일으키는 주범입니다.

그렇다고 무조건 채소만 먹으면 된다고 생각하는 것도 문제입니다. 과일 없이 채소만 먹으면 오래 실천하기 어렵고, 식사의 즐거움도 줄어들 수 있습니다. 채소와 과일을 조화롭게 먹어야 오래 지속할 수 있습니다. 또한, 채소와 과일을 공복에 먹으면 안 된다는 정보나 착즙 주스는 피해야 한다는 주장들도 있지만, 이런 말들로 인해 오히려 건강한 식습관을 실천하지 못하는 경우가 많습니다. 중요한 것은 무작정 제한하는 것이 아니라 정확한 정보를 바탕으로 실천하는 것입니다. 유기농 채소와 과일을 자연 그대로 섭취하거나, 무첨가 착즙 주스를 활용하는 것이 훨씬 건강한 방법이 될 수 있습니다.

자연식의 유연한 조절법

'임금님의 다이어트'라는 개념이 있습니다. 쉽게 말해, 배불리 먹으면서도 건강을 회복하는 방법입니다. 핵심 원리는 가공식품을 줄이고 자연식물식을 실천함으로써, 소화에 쓰이던 에너지를 회복과 재생에 쓰이도록 하는 것입니다. 이렇게 하면 몸속에 쌓인 독소가 배출되고, 자연스럽게 면역 시스템이 회복됩니다.

물론, 가공식품을 제한하고 자연식물식을 실천하는 것이 쉬운 일은 아닙니다. 처음엔 어려울 수 있고, 중간에 포기했다가 다시 시작하는 과정을 거칠 수도 있을 수 있습니다. 하지만 2주만 꾸준히 실천해 보면, 몸이 달라지는 것을 느낄 수 있습니다. 그 변화를 경험하게 되면, 더 오래 실천하고 싶은 마음이 자연스럽게 생깁니다.

중요한 것은 단기간에 변화를 기대하기보다는 30일, 60일, 100일처럼 일정 기간을 목표로 꾸준히 실천하는 자세입니다. 결국 핵심은 내가 원하는 방향으로 몸을 조절할 수 있는 능력을 기르는 것입니다. 평생 이렇게 살 수 있다면 가장 좋겠지만, 저 역시 완벽하게 지키며 살고 있지는 않습니다. 다만, 체중을 적정 범위(±5kg) 내에서 조절할 수 있게 되었고, 그 결과 몸이 더 이상 급격한 변화를 겪지 않고 안정적으로 건강을 유지할 수 있게 되었습니다.

세상에는 먹을 것이 너무 많고, 가공식품은 가공될수록 더 자극적이고 맛있어지는 게 사실입니다. 하지만 건강한 식습관은 결코 제한적인 것이 아닙니다. 오히려 다양한 방식으로 즐겁게 실천할 수 있는 지속 가능한 습관입니다. 채소·과일식을 단순한 다이어트가 아닌 생활의 즐거운 루틴으로 만드는 것이 중요합니다. 제가 채소·과일식 레시피북을 출간한 이유도 바로 그 때문입니다.

세상에 그냥 얻어지는 것은 없습니다. 그러나 건강을 위해 조금만 신경 써 보면, 그 작은 변화가 내 몸을 완전히 바꿀 수도 있습니다. 건강을 되찾고 지키는 데 생각보다 많은 돈이 들지는 않습니다. 우리가 무심코 소비하는 비용을 내 몸을 위한 더 가치 있는 곳에 투자하는 것, 그것이 훨씬 현명한 선택입니다. 먹는 것 하나를 바꾸는 것만으로도 몸이 달라지는 경험을 하게 될 것입니다.

중요한 것은 완벽하게 해야 한다는 부담이 아니라, 내 몸의 신호에 귀 기울이며 유연하게 조절해 나가는 태도입니다. 내 몸을 위해 어디에 돈과 시간을 쓸 것인지는 결국 나의 선택입니다.

운동할 시간이 없거나
체력이 부족해도, 채소·과일식만으로
체중 조절이 가능할까요?

다이어트 상담을 할 때 저는 "운동을 하지 않아도 괜찮다"는 말씀을 자주 드립니다. 이 말이 다소 의외로 느껴지는 이유는, 많은 분들이 '운동만이 건강을 지키는 유일한 방법'이라는 고정관념에 사로잡혀 있기 때문입니다.

요즘 들어 '백세 시대에 대비해야 한다'며 운동의 중요성이 더욱 강조되고 있지만, 정말 인간의 몸이 운동을 반드시 해야만 건강을 유지하도록 만들어졌을까요? 저는 꼭 그렇지는 않다고 생각합니다. 현대 과학은 계속해서 연구와 검증을 거듭하고 있으며,

시간이 지나면서 기존의 건강 상식이 뒤집히는 경우도 많습니다. 따라서 모든 것을 일반화하여 단정 짓는 것은 경계할 필요가 있습니다.

운동보다 중요한 식단의 힘

고대 그리스와 로마 시대의 철학자, 수행자, 사제들은 육체적인 노동을 거의 하지 않았지만, 오래 살았다는 기록이 많습니다. 만약 운동이 건강과 장수의 절대 조건이라면, 이들은 단명했어야 하지 않을까요? 하지만 실제로는 그렇지 않았습니다.

이처럼 우리는 건강에 대한 정보 속에서 선택적으로 강조되는 부분만 받아들이며 살아가고 있을 가능성이 큽니다. 특히 다이어트나 건강 관리에서도 이런 왜곡된 정보가 흔히 반복됩니다. 많은 사람이 운동만 열심히 하면 건강해질 거라 믿지만, 실제로 건강의 핵심은 '운동을 얼마나 하느냐'가 아니라 '무엇을, 어떻게, 얼마나 먹느냐'에 달려 있습니다. 이는 운동을 거의 하지 않아도 식습관만으로 건강을 유지하는 사례들에서 잘 드러납니다.

평소 운동은 거의 하지 않지만, 제철 채소와 과일 위주의 식단을 꾸준히 실천하며 혈압이나 혈당 수치를 안정적으로 유지하는 분들을 종종 만납니다. 반면, 매일 운동을 하면서도 가공식품과 단 음식을 자주 먹다가 건강에 문제가 생기는 분들도 있지요. 이런 사례들을 보면, 체중 증가와 건강 문제의 원인을 단순히 '운동 부족'으로 돌리는 것이 얼마나 단편적인 접근인지 알 수 있습니다.

마찬가지로 '운동을 안 해서 살이 찐다', '비타민 D 수치가 떨어진다', '내장지방이 늘어난다'는 식의 주장 역시 지나치게 단순합니다. 실제 문제가 되는 것은, 하루 종일 앉아서 지내며 커피를 마시고, 기름진 음식을 먹고, 야식과 간식을 반복하는 생활 습관입니다. 그런데도 우리는 운동 부족이 모든 원인인 것처럼 믿습니다. 헬스장을 다니지 않거나 마라톤을 완주하지 않으면 의지가 부족해 보이고, 근육질 몸매가 아니면 인생을 제대로 살지 않는 것처럼 느껴지게 만드는 사회적 분위기 또한 문제입니다.

SNS에 넘쳐나는 탄탄한 몸매의 사진들을 보다 보면 나도 모르게 비교하게 되고, 그 스트레스를 달래기 위해 또다시 치킨과 맥주, 피자, 아이스크림을 찾게 되죠. 그렇게 늘어난 체중을 감량하기 위해, 또다시 운동복, 신발, 기능성 식품 등에 또 돈을 쓰게 됩니다. 하지만 이러한 소비 구조를 이해하고 나면, 정말 중요한 것은 운동이 아니라 '어떤 음식을 먹을 것인가'라는 사실을 자연스럽게 깨닫게 됩니다.

체중 감량보다 더 중요한 변화

채소·과일식만으로도 충분히 체중 조절이 가능합니다. 하지만 더 중요한 것은 단순한 체중 감량이 아니라, 나를 돌아보는 과정 속에서 삶의 균형을 찾아가는 일입니다. 채소·과일식을 실천하면서 내 마음과 몸이 어떻게 변화해 가는지를 함께 관찰해 보세요.

예전에는 꼭 필요하다고 여겼던 것들이, 사실은 그렇지 않았다는 사실을 깨닫게 될 수도 있습니다. 예를 들어, 신제품을 사기 위해, 맛집을 찾아가기 위해 오랜 시간 줄을 서는 것이 꼭 행복으로 이어지는 건 아니라는 사실을 발견할 수 있습니다.

채소·과일식을 한다는 것은 단순한 식습관의 변화가 아니라, 나 자신을 이해하고 조절하는 삶의 태도로 확장될 수 있습니다. 이는 몸의 변화뿐 아니라, 생각과 감정, 생활 습관까지 자연스럽게 영향을 주며, 삶 전반을 더 건강하고 균형 있게 만들어 줍니다. 체중 감량은 자연스럽게 따라오는 선물 같은 것이니, 그 변화를 즐기고 만끽하면서, 자신의 몸과 마음을 더욱 건강하게 가꿔 보시길 바랍니다.

요즘 유행하는 효소 다이어트,
채소·과일 속 효소와 뭐가 다른가요?

우리 몸을 구성하는 물질을 연구하는 과정에서 '엔자임(Enzyme)'
이라는 중요한 성분이 발견되었습니다. 이는 효소 또는 효모로 불
리며, 비타민이나 무기질, 미네랄처럼 소량이지만 반드시 필요한
요소입니다. 이 성분들은 여러 형태로 섭취할 수 있지만, 가장 자
연스럽고 효과적인 방법은 채소·과일식입니다. 김치나 발효 곡물
처럼 우리 식생활에 익숙한 음식들도 효소 섭취에 도움이 됩니다.
유산균, 맥주 효소, 다이어트 효소 등은 이름만 바꿔 출시되지만,
자연식을 대신하긴 어렵습니다.

효소는 자연에 있다

채소·과일식을 실천하는 가장 간편하고 효과적인 방법으로 저는 스무디나 착즙 주스를 추천합니다. 특히 '무첨가' 제품을 고르시길 권합니다. 인공 화학 물질이 들어 있지 않은 제품을 선택하는 것이 무엇보다 중요하기 때문입니다.

산업혁명 이후 인류는 자연에 없던 수많은 제품을 만들어 냈고, 이는 식품과 제약 산업에도 큰 영향을 미쳤습니다. 과학과 의학의 발전으로 수명이 연장된 것은 사실이지만, 동시에 환경과 건강에 미치는 부작용 또한 무시할 수 없습니다. 특히, 인공 화학 성분이 몸에 축적되었을 때의 위험성이 점점 밝혀지고 있습니다.

현대 과학 기술이 인간의 건강을 개선하기 위해 도움을 주는 것처럼 보이지만, 실상 우리 간과 신장은 인공 물질로 인해 큰 부담을 받고 있습니다. 면역과 해독을 담당하는 림프 시스템 역시 독소 배출에 한계를 가지며, 결국 이 독소가 쌓여 종양으로 발전하는 경우도 많습니다. 그럼에도 불구하고 많은 사람들은 여전히 초기 수술과 항암 치료만이 유일한 해결책이라고 믿습니다.

림프 시스템을 건강하게 유지하려면 자연으로 돌아가는 것이 가장 좋은 방법입니다. 반드시 공기 좋은 곳에서 살아야 하는 것은 아니지만, 매일 먹는 음식과 생활 환경을 바꾸는 것만으로도 몸은 스스로 회복할 수 있습니다. 맨발 걷기 같은 간단한 운동도 큰 도움이 됩니다. 이러한 자연 치유법은 서양의 여러 의료 기관에서도 도입하고 있으며, 그 효과가 입증되어 암 전문 센터에서도 적극적으로 활용되고 있습니다.

이러한 원리를 이해하면, 굳이 비싼 비용을 들여 인공 효소 제품을 섭취할 필요가 없다는 사실을 알게 됩니다. 만약 무언가를 꼭 먹어야 심리적으로 안정이 된다면, 동결 건조된 채소·과일을 활용한 생식을 추천합니다. 건강을 위해서는 자연 그대로의 음식을 섭취하는 것이 가장 좋은 선택입니다.

건강식품보다 중요한 소비의 기준

예를 들어, 오메가-3 영양제는 부작용 우려에도 불구하고 계속 판매되고 있습니다. 최근에는 해양 수산물의 중금속 오염 문제가 제기되면서, 제약 회사들이 동물성 오메가-3에서 식물성 오메가-3로 방향을 전환하고 있습니다.

그러나 어류는 축산물보다 중금속 함량이 훨씬 높으며, 그나마 가장 안전한 식재료는 채소·과일식과 곡물입니다. 제약 회사와 식품 회사들도 이를 알기 때문에, 곡물을 이용한 효소 제품들을 지속적으로 개발하는 것이죠. 이러한 제품들에는 '불필요한 화학 첨가제가 들어가지 않았다'는 점을 강조한 마케팅이 추가되기도 합니다. 또한 1년 365일 복용하기보다는, 3개월 복용 → 6개월 휴식 → 다시 3개월 복용과 같은 주기를 권장합니다. 인위적으로 만든 것은 흡수와 배출이 일정하지 않아, 우리 몸에 과하게 쌓이거나 작용하여 부작용을 일으킬 수 있기 때문입니다.

우리는 대부분의 일상에서 99.9%의 가공식품에 둘러싸여 살고 있기 때문에, 이러한 사실을 자각하기 어렵습니다. 하지만 장기적으로 건강을 유지하려면 가공을 최소화한 식품을 선택해야 합니다. 성분 함량표를 꼼꼼히 살펴보고, 마케팅 포인트가 어디에 집중되어 있는지 살펴보는 습관을 들이시길 바랍니다. '최첨단 과학 기술이 적용된 제품이 더 몸에 좋다'는 고정관념에서 벗어나, 반드시 필요한 경우에만 선택하는 것이 중요합니다. 건강을 위해 효소 제품을 먹는 것이 아니라, 효소가 풍부한 자연 그대로의 음식을 즐기는 것이 더 현명한 선택입니다. 스스로에게 진정으로 이로운 소비를 실천하는 것이야말로, 건강하고 행복한 삶을 만들어 가는 첫걸음이 될 것입니다.

평생 해 온 식습관,
정말 바꿀 수 있을까요?

'사람은 쉽게 변하지 않는다', '변한 걸 보니 죽을 때가 된 거다', '머리 검은 짐승은 거두는 게 아니다'라는 말이 있듯이, 성격이나 습관을 바꾸는 것은 결코 쉬운 일이 아닙니다. 하지만 지금의 성격과 습관 역시 하루아침에 만들어진 것이 아니듯, 충분한 시간과 노력이 더해진다면 변화할 수 있습니다. 유년기와 사춘기 시절의 환경도 영향을 주지만, 결국 성인이 된 이후 어떤 선택을 하며 살아왔느냐가 지금의 나를 만든 것입니다. 즉, 오랜 시간 쌓여온 습관을 단번에 바꾸려 하기보다, 작은 변화부터 시도하는 것이 더 현실적인 접근법입니다. 반면, 환경이나 남 탓만 하다 보면 나이가 들수록 더욱 고집이 세지고 변화는 더 어려워질 수 있습니다.

특히 먹는 습관은 가공식품에 길들여져 있기 때문에 더욱 바꾸기가 어렵습니다. 알코올, 니코틴, 카페인처럼 강한 중독성을 가진 화학 성분이 들어간 음식들은 의지와 상관없이 계속해서 찾게 되죠. 몸이 불편해서 먹기 시작한 약이나 건강 보조제는 증상을 일시적으로 완화할 수 있지만, 장기적으로는 오히려 식습관을 더 망가뜨릴 수도 있습니다.

암 진단을 받고 수술과 항암, 방사선 치료를 받는 과정에서도, 5년 생존율을 이겨낸 후 다시 암이 전이되었다는 진단을 받고도 술과 담배, 커피를 끊지 못하는 이유가 여기에 있습니다. 암 진단을 받으셨다면 반드시 식생활 습관의 변화가 필요합니다.

작은 습관부터 바꾸는 연습

저는 '채소와 과일을 먹는 식습관은 곧 마음을 단련하는 과정이다'라는 말을 자주 합니다. 그만큼 자신의 기분이나 몸 상태를 세심하게 알아차릴 수 있는 기회가 되기 때문입니다. 예를 들어, 아이스크림이나 믹스커피가 당길 때, 그 욕구를 망고나 수박으로 대체해 보는 것입니다. 만약 누군가 아이스크림이나 믹스커피가 망고나 수박보다 건강에 좋다고 말한다면, 그건 분명 잘못된 정보일 것입니다. 또한 배가 고프지 않은데도 습관적으로 간식을 찾는다면, 견과류나 자연 그대로의 식품으로 바꿔 보는 것도 좋은 방법입니다.

살다 보면 내키지 않아도 해야 하는 일이 있기 마련입니다. 좋아하는 일만 하며 살 수 없다는 사실을 받아들이면, 삶이 조금은 덜 괴롭게 느껴질 수 있습니다. 어쩌면 일이 원하는 대로 풀리지 않을 때, 먹는 것으로 스트레스를 해소하려는 습관이 자리 잡았을 수도 있습니다. 그리고 식품회사나 제약회사가 이러한 심리를 이용해, 특정 성분이 포함된 제품을 개발하고 마케팅한다는 점도 간과해서는 안 됩니다.

우리는 누구나 흔들릴 수 있고, 완벽할 수는 없습니다. 그래서 완벽한 사람도, 완벽한 습관도 없습니다. 인간은 기계가 아니며, 최첨단 컴퓨터조차도 오류를 일으킵니다. 그러니 너무 조급해하지 말고, 차근차근 변화를 시도해 보세요. 실패라는 것은 없습니다. 변화해 가는 과정이 있을 뿐입니다.

중요한 것은 결과가 아니라, 그 변화를 만들어 가는 과정입니다. 그렇게 하다 보면 어느 순간 달라진 자신의 모습을 발견할 수 있을 것입니다. 또한 모든 사람은 각자의 속도와 방식이 다를 수밖에 없습니다. 남과 비교할 필요도 없고, 다른 사람이 하는 방식을 무조건 따라갈 필요도 없습니다. 진짜 핵심은 남에게 보여주기 위한 변화가 아니라, 스스로 만족할 수 있는 변화입니다.

채소·과일식, 나만의 속도로 실천하기

식습관을 바꾸는 가장 쉬운 방법은 하루를 채소와 과일로 시작하는 것입니다. 사과즙, 양배추즙, 양파즙, 배즙이나 스무디 등 자연에서 얻은 다양한 식품들이 시중에 많이 나와 있습니다. 화학 첨가물이 없는 제품부터 유기농 제품까지 선택지도 다양합니다.

이렇게 시작하다 보면, 어느 날은 점심과 저녁까지 자연식으로 채우는 날이 올 수도 있습니다. 그렇게 지내다 체력이 부족한 것처럼 느껴질 때는 영양가 있는 따뜻한 음식이나 내 몸에 잘 맞는 보양식으로 에너지를 보충해 주는 것도 좋습니다. 꼭 매일 고기를 먹지 않더라도, 식물성 식품과 균형 잡힌 식단만으로도 영양학적으로 충분히 건강한 생활을 이어갈 수 있습니다.

튀긴 음식, 기름진 음식, 맵고 짠 음식을 줄이는 날을 일주일에 하루씩 늘려 보세요. 이렇게 차근차근 변화를 주다 보면, 어느 순간 건강한 식습관과 함께 몸과 마음이 한결 가벼워지는 걸 느낄 수 있을 것입니다. 중요한 것은 무리하지 않고 자신에게 맞는 속도로 지속하는 것입니다. 꾸준히 실천하면서 자신만의 균형을 찾아가 보시길 바랍니다.

완전 건강 한눈에 보기

- 오래된 식습관도 작은 실천으로 충분히 바꿀 수 있습니다.
- 가공식품의 중독성은 강하지만, 자연식으로 천천히 전환해 보세요.
- 간식이 당길 땐 과일이나 견과류로 대체해 보는 것도 좋습니다.
- 남과 비교하지 말고, 나에게 맞는 속도로 실천하는 게 중요합니다.
- 완벽보다 중요한 건 꾸준한 변화의 과정입니다.

채소·과일식 실천 사례

채소·과일식 958일,
마음까지 바뀐 몸의 회복기

👤 예방원 카페 활동명: 홍시 | 🕐 채소·과일식 958일째

채소·과일식을 시작한 지 어느덧 950일을 훌쩍 넘겼습니다. 처음 채소·과일식을 시작할 때는 '정말 될까?' 하는 마음이 컸습니다. 다이어트를 반복하며 극단적인 식단과 운동을 지속했지만, 그 끝엔 건강도 무너지고 요요도 반복됐어요. 특히 출산 후 80kg까지 체중이 증가하면서 고지혈, 당뇨 전 단계 판정을 받고는 '이대로 살다 죽겠구나' 싶은 마음도 들었습니다.

그러다 우연히 채소·과일식을 알게 되었고, 조승우 원장님의 책을 통해 '이게 내 살길이다'라는 확신이 들었습니다. 단번에 모

든 게 바뀐 건 아니었지만, 채소·과일식을 실천하며 삶의 전환점을 맞이했어요. 폭식과 강박에서 벗어났고, 하루 세 시간씩 하던 과도한 운동 대신 가벼운 맨발 걷기와 산책으로도 만족할 수 있게 되었습니다.

무엇보다 놀라운 건, 2년 넘게 없었던 생리가 다시 시작된 것입니다. 조기폐경이라 체념하고 있었는데 몸이 회복되고 있다는 사실에 너무 감사했어요. 그 외에도 불면증, 만성비염, 기립성 어지럼증, 다리 근육경련이 사라졌고, 감기도 거의 걸리지 않게 되었습니다. 머리카락도 덜 빠지고, 피부 톤이 맑아지고 밝아졌습니다. 쥐젖이 떨어지고, 방귀 냄새나 변 냄새도 줄어드는 등 눈에 보이는 작은 변화들도 많았어요.

정신적인 변화도 컸습니다. 예전에는 폭식증을 비롯한 체중과 음식에 대한 강박, 운동 강박으로 하루하루를 버티듯 살았는데, 지금은 체중계에 올라가지 않아도 내 몸을 믿을 수 있게 되었어요. 소식을 하게 되었고 식탐이 줄었으며, 자연스럽게 '적당히' 먹는 법을 몸이 알아가게 되었습니다. 이제는 제 몸이 요구하는 만큼만 먹고, 그 이상을 욕심내지 않게 되었어요.

채소·과일식은 제 생활의 중심이 되었고, 가족도 함께 실천하고 있어요. 아들, 신랑, 어머님까지 변화를 겪고 있고, 자연스럽게 채소·과일식에 스며들고 있습니다. 처음보다 훨씬 덜 먹게 되었지만, 더 배부르고 더 행복해졌어요. 다이어트는 끝났고, 이제는 평생 건강하게 살아갈 수 있는 힘을 얻었습니다. 가족들과 함께 건강한 습관을 공유하며, 더 나은 삶을 함께 이어 가는 기쁨을 매일 느낍니다.

홍시 님의 실천 기록

홍시 님의 하루 일과

- (기상) 6시 30분 ~ 8시
- (아침) 음양탕 + 레몬수 / CCA 착즙 주스 (비트, 샐러리 추가)
- (오전) 오전 중 까주스(CCA 주스) 200ml 섭취
- (점심) 채소·과일식 (계절 과일, 생채소 다양하게)
- (간식) 4시 무렵 / 초당옥수수, 두유, 콩물 등 가족과 함께 먹는 자연식
- (운동) 15층 계단 오르기 하루 3회 / 흙길 맨발 걷기 또는 가벼운 산책

홍시 님의 한마디

처음엔 이게 될까 싶었는데, 이제는 정말 '그냥 채과식' 하며 살고 있어요!

다이어트는 끝났고, 요요도 더는 없어요. 평생 건강하게, 배부르게 살 수 있

다는 걸 알게 됐습니다. 건강은 결국 기본값이라는 말, 정말 맞는 말이에요.

채소·과일식은 그 기본으로 돌아가는 가장 좋은 방법입니다.

가족과 함께 실천하며 더 감사한 하루하루를 살아가고 있어요. 나 자신을

믿고, 최소 3년을 목표로 함께 가요! 실천하는 채소·과일식 늘 응원합니다!

홍시 님의 노하우 소개

• 채소와 과일은 생으로, 다양하게 푸짐하게 먹는 게 좋아요.

• CCA 주스는 사과·당근·양배추가 기본이며, 비트나 샐러리를 추가해

  서 넣어도 좋아요.

• 비트·당근·무·대추 차를 끓여 마시면 속이 따뜻하고 편해져요.

• 몸이 무거울 땐 '채과데이'를 정해 며칠 집중 실천해요.

• 남편, 아이들, 어머니도 함께 실천해 집안 분위기가 더 건강해졌어요.

4장

건강한 노후

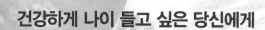

건강하게 나이 들고 싶은 당신에게

지금 먹는 습관을 바꾸면
평생 건강을 유지할 수 있다

인류는 아주 오래전부터 '죽음'이라는 미지의 영역을 두려워해 왔습니다. 죽음에 대한 불안은 종교와 제사, 점성술 등 여러 문화의 출발점이 되었고, 이후 인간은 수명을 연장하고 죽음을 피하려는 노력을 이어 왔지요.

오늘날 의료 기술의 발전 덕분에 더 오래 살 수 있게 되었지만, 많은 이들이 자연스러운 죽음을 맞이하지 못한 채 병원에서 연명 치료를 받으며 생을 마감합니다. '저속 노화'라는 개념이 부각되면서 제약·화장품·식품 산업이 노화를 늦추는 데 집중하고 있지만, 결국 우리는 '어떻게 건강하게 나이 들고, 존엄을 지키며 생을 마무리할 것인가'라는 더 중요한 질문을 마주해야 합니다.

이제는 '존엄사', '자연사', '사전연명의료의향서' 같은 개념을 이해하고, 단순히 생명을 연장하는 것이 반드시 더 나은 삶을 의미하는 것은 아니라는 사실도, 생각해봐야 합니다.

2024년 기준으로 한 해 약 35만 명이 사망하는데, 이 중 70% 이상이 병원에서 생을 마감합니다. 자연스럽고 평온한 죽음이 아니라, 인공호흡기와 혈액투석기, 체외생명유지장치 등에 의존해 의식 없이 긴 시간을 중환자실에서 보내다 세상을 떠나는 경우가 많습니다.

이러한 연명 위주의 치료 방식과, 자연스러운 죽음을 선택하려는 개인의 의지가 존중받지 못하는 현실에 대한 문제의식이 커지면서 선진국을 중심으로 논의가 시작되었고, 우리나라에서도 2016년 「호스피스·완화의료 및 임종 과정에 있는 환자의 연명의료 결정에 관한 법률」(이하 연명의료결정법)이 제정되었습니다. 연명의료란 심폐소생술, 인공호흡기 착용, 혈액투석, 항암제 투여, 혈압상승제, 체외생명유지술 등을 의미하며, 치료 효과 없이 단순히 임종 시점을 연장하는 시술을 뜻합니다. 연명의료결정법이 시행되면서, 환자는 불필요한 연명 치료를 거부할 권리를 갖게 되었습니다. 하지만 아직 많은 이들이 이 제도를 알지 못한 채, 병원에서 오랜 시간 고통 속에 머물다 생을 마감하고 있는 것이 현실입니다.

연명의료 결정은 '연명의료계획서'와 '사전연명의료의향서' 작성으로 미리 준비할 수 있습니다. '연명의료계획서'는 말기 환자가 담당 의사와 상담 후 작성하는 문서로, 환자 스스로 치료 방향을 사전에 결정할 수 있도록 돕습니다. '사전연명의료의향서'는 건강할 때 미리 작성해 두는 문서로, 19세 이상이면 누구나 전국 등록 기관에서 작성할 수 있습니다. 응급 상황에서 연명의료의 시행 여부를 결정하는 중요한 기준이 되므로, 꼭 한 번쯤 관심을 가져 보시길 권합니다. 또한, 호스피스 완화 치료 정보는 '중앙호스피스센터' 홈페이지에서 확인할 수 있습니다.

삶의 마지막을 준비하는 제도들이 하나둘 마련되고 있지만, 여전히 우리가 죽음을 대하는 자세에는 많은 고민이 남아 있습니다. 우리 사회는 '안티에이징'과 '저속 노화'에 집중하지만, 진정으로 중요한 것은 '삶과 죽음을 자연스럽게 받아들이는 태도'입니다. 결국, 오늘을 어떻게 살아가느냐에 따라 우리의 임종 순간도 달라집니다. 저는 그 시작이 '오늘 한 번은 채소와 과일을 먹는 것'이라고 생각합니다.

우리는 여전히 비이성적이고 비합리적인 믿음 속에서 살아가고 있습니다. 저는 약대 재학 시절, 한의약을 공부하며 자연스럽게 주역을 접했고, 명리학, 사주학, 관상학 등에도 관심을 두었습니다. 한때는 손금, 관상, 체질론 등 전통적 신념을 따르는 것이 건강을 위한 길이라고 믿었던 때도 있었습니다. 그러나 약물학과 현대 의학을 공부하면서, 이러한 이론들이 과학적 근거가 부족하다는 점을 깨닫게 되었습니다. 건강한 삶에 가장 중요한 것은 특정 이론이나 전통적 신념이 아니라, 합리적인 근거를 바탕으로 한 올바른 식습관과 생활 방식입니다.

우리는 수많은 건강 정보를 접하지만, 일부는 특정 집단의 이익을 위한 왜곡일 수 있습니다. 초가공식품의 위험성은 여러 연구로 밝혀졌지만, 여전히 이를 외면하는 사람들이 많습니다. 이 책을 통해 건강이란 특정 식단을 맹목적으로 따르는 것이 아니라, 스스로 주체적으로 가꾸는 것임을 깨닫는 계기가 되길 바랍니다.

결국 건강한 삶은 고정관념에서 자유로워질 때 비로소 시작되며, 그런 자유로움 속에서 우리는 죽음에 대한 두려움마저 내려놓고, 주어진 하루하루를 더 행복하게 살아갈 수 있습니다.

50대 이상 중장년층에게도
채소·과일식이 좋을까요?

50대가 넘으면 주위에 약을 안 먹는 사람을 찾는 게 더 쉬워집니다. 이는 오랜 기간 가공식품과 동물성 식품 위주의 식습관을 지속한 결과이기도 합니다. 반백살이라는 표현처럼, 50대는 인생의 전환점이 되는 시기입니다. 이 시기에는 단순히 육체적인 변화뿐만 아니라, 정신적으로도 자신의 삶을 되돌아보고 다가올 미래를 고민하게 되죠.

어찌 보면, 반세기 동안 큰 병 없이 살아온 것만으로도 성공적인 인생이라 여길 수도 있습니다. 그러나 현대 사회는 이러한 만족보다는 '더 젊게, 더 건강하게 살아야 한다'는 기준을 끊임없이 주입합니다. 그렇게 갱년기 장애라는 진단이 내려지고, 다양한 건강기능식품과 치료법이 쏟아지면서 우리는 노화를 자연스럽게 받아들이기보다 이를 막기 위한 방법을 찾는 데 몰두하게 됩니다.

그 결과, 정말 필요한지도 모른 채 유행을 따라 건강기능식품을 이것저것 섭취하는 경우도 적지 않습니다. 하지만 건강은 결코 소비로 채워지는 것이 아닙니다. 나이가 들수록 우리가 가장 우선적으로 해야 할 일은, 자연의 순리대로 살아가는 것입니다. 몸이 보내는 자연스러운 변화를 거부하고 인위적으로 막으려 한다면, 오히려 그에 따른 부작용과 부담이 따를 수밖에 없습니다.

건강을 위해 가장 중요한 것은 독소를 배출하는 기능을 강화하는 것이 아니라, 애초에 독소가 쌓이지 않도록 하는 것입니다. 다시 말해, 내 몸에 원래 존재하지 않던 화학적 성분이나 가공된 물질의 섭취를 줄이는 것이 핵심입니다.

채소와 과일을 충분히 섭취하는 것만으로도 우리 몸은 자연스럽게 정화 기능을 활성화하며, 독소 배출이 원활해집니다. 그렇게 하면 특별한 질병 없이 건강한 노후를 맞이할 수 있고, 삶의 마지막까지도 자연스럽고 편안하게 이어질 가능성이 높아집니다.

50대는 단순히 한 살 더 먹는 시기가 아니라, 새롭게 태어나야 하는 시기라고도 볼 수 있습니다. 신체적 변화뿐만 아니라, 삶을 바라보는 태도 또한 달라져야 할 시점이죠. 이 시기에 먹는 것에 대한 욕심을 내려놓고, 몸이 필요로 하는 자연식에 집중하는 연습을 해 보시길 권합니다. 오랫동안 이어 온 습관을 바꾸는 것이 쉽지는 않겠지만, 한 끼라도 더 자연에 가까운 음식을 먹고, 몸이 보내는 신호에 귀 기울이는 것만으로도 건강한 변화를 경험할 수 있습니다.

70대 부모님께
채소·과일식을 권하고 싶은데,
연령에 따라
더 주의해야 할 점이 있을까요?

30대나 70대나 공통점이 있다면, 누구나 노화의 과정을 겪고 있다는 점입니다. 이는 결코 막을 수 없는 자연스러운 현상이며, 결국 우리 모두가 죽음을 향해 가고 있다는 사실을 의미합니다. 하지만 우리는 종종 노화를 질병처럼 여기며, 이를 멈추거나 되돌리려는 데 에너지를 씁니다. 노화를 늦출 수 있다는 주장은 매력적으로 들리지만, 대부분은 허울뿐인 판매 전략에 가깝습니다. 진정한 건강은 이러한 흐름을 억지로 막으려 하기보다, 자연의 리듬에 맞춰 유연하게 살아가는 데서 시작됩니다.

자연스러운 죽음, 삶의 질이 중요한 노화

자연사(自然死)란 반드시 120세까지 장수하는 것을 뜻하지 않습니다. 몇 살에 생을 마감하든, 사고에 의한 부상 치료를 제외하고 인위적인 약물이나 수술 없이 편안하게 숨을 거두는 것을 말합니다. 인간은 원래 자연이나 신으로부터 이러한 축복을 받은 존재입니다. 하지만 이를 실현하려면 단순히 식습관을 바꾸는 것을 넘어, 불필요한 검진과 진단에 의존하지 않는 마음가짐이 필요합니다. 현대 사회에서는 건강검진이 국가적으로 장려되며 병원 치료가 당연시되지만, 과연 모든 의료 행위가 반드시 필요한 것인지 한 번쯤 생각해 볼 필요가 있습니다.

경제 수준에 따라 죽음을 맞이하는 방식도 달라집니다. 후진국에서는 의료 혜택을 받지 못해 집에서 임종을 맞이하는 경우가 많고, 중진국에서는 병원에서 생을 마감하는 비율이 높습니다. 이에 비해 선진국에서는 의료 기술의 발전과 함께 삶의 질을 중시하는 문화가 자리 잡으면서, 병원이 아닌 가정이나 호스피스에서 연명 치료 없이 편안하게 임종을 맞는 비율이 점점 늘어나고 있습니다. 대표적으로 미국은 과거 중진국형 의료 시스템을 따르다가, 최근에는 유럽 선진국처럼 호스피스나 요양원에서 삶을 마무리하는 경우가 50%를 넘었습니다. 반면 우리나라는 경제적으로는 선진국이지만, 임종 문화는 아직 중진국 수준에 머물러 있다고 볼 수 있습니다.

건강의 방향을 바꾸는 식사의 힘

우리는 30대에도, 40대에도, 심지어 건강한 사람도 예상치 못한 사고나 질병으로 생을 마감할 수 있습니다. 이는 정해진 운명 때문이 아니라, 자연의 일부로서 받아들여야 할 삶의 과정입니다. 이러한 죽음에 대한 인식을 바로잡으면, 70대에 접어들었다고 해서 고기를 더 많이 먹고, 근육을 키우기 위해 무리하게 운동해야 한다는 마케팅 논리에 휘둘릴 필요가 없습니다.

많은 사람이 암 검진을 조기에 받아야 한다고 생각하지만, 병을 예방하는 가장 좋은 방법은 병원 검진이 아니라, 올바른 식생활 습관을 지키는 데 있습니다. 검진에만 의존하면, 어느 날 갑작스러운 암 진단에 서둘러 수술이나 항암·방사선 치료를 받으며 오히려 건강을 해치는 경우도 생깁니다. 이는 단순한 주장이나 신념이 아니라, 세계적인 암 외과 의사들의 양심 선언을 통해 드러난 사실입니다. 하지만 이런 불편한 진실은 쉽게 받아들여지지 않고, 기득권의 이익과 충돌할수록 더 늦게 알려지기 마련입니다.

채소·과일식, 삶의 질을 바꾸는 작은 선택

실제로 저는 채소·과일식으로 가족들의 건강이 좋아졌다는 감사 인사를 자주 받습니다. 10대 청소년부터 40대 부부, 그리고 80대 부모님까지 모든 세대가 변화의 혜택을 경험하고 있습니다. 우리는 가장 기본적인 건강 관리법조차 자본주의와 상업주의 속에서 놓치고 살아가고 있습니다.

때로는 '채소·과일식은 오히려 건강에 해롭다'는 식의 정보가 의도적으로 퍼지기도 합니다. 이는 자연에서 온 음식이 가진 효능을 약화시키고, 건강에 대한 현명한 선택을 방해하며 사람들을 혼란스럽게 만들기도 합니다. 그러나 공식적인 건강 가이드라인에서도 분명히 강조하듯, 건강을 위해 가장 중요한 것은 충분한 양의 채소와 과일 섭취입니다. 이는 나이에 상관없이 모든 세대에 적용되는 기본 원칙입니다.

특히 나이가 들수록 단백질 보충제나 효소 가루에 의존하기보다는, 매일 일정한 양의 신선한 채소·과일 주스를 직접 만들어 마시는 것을 추천드립니다. 자연에서 온 음식은 몸을 편안하게 하고, 노화를 자연스럽게 받아들이도록 도와줍니다.

결국 우리에게 가장 중요한 것은 단순히 오래 사는 것이 아니라, 질 높은 삶을 유지하는 것입니다. 내 몸이 필요로 하는 건강한 음식을 스스로 선택하는 작은 실천이, 부모님의 하루를 그리고 우리 삶 전체를 더욱 건강하고 평온하게 바꿔 줄 수 있습니다.

부모님께 채소·과일식을 권해 드릴 때는 억지로 권하기보다, 작은 변화부터 함께 시작해 보자고 가볍게 제안해 보세요. 연령에 상관없이, 자연의 힘은 누구에게나 천천히, 그러나 확실하게 몸을 더 좋은 방향으로 이끌어줍니다.

완전 건강 한눈에 보기

- 채소·과일식은 연령에 관계없이 누구에게나 도움이 됩니다.
- 70대에는 무리 없이, 작게 시작하시는 것이 좋습니다.
- 건강은 검진보다 식습관과 마음가짐에서 시작됩니다.
- 자연식은 몸을 부드럽게 회복시키는 좋은 방법입니다.
- 오래 사는 것보다 더 중요한 것은 삶의 질과 마음의 평온입니다.

갱년기, 호르몬제가 아닌
채소·과일식으로 극복 가능한가요?

우리 여성들은 언제부터 갱년기를 '호르몬의 저주'처럼 여기게 되었을까요? 나이가 들면서 신체에 다양한 변화가 찾아오는 것은 자연스러운 일입니다. 갱년기 역시 그 변화의 일부일 뿐, 반드시 고통스럽고 힘든 과정이 되어야 하는 것은 아닙니다.

여성의 몸은 나이에 따라 점진적으로 변화를 겪으며, 스스로 균형을 찾아가는 능력을 가지고 있습니다. 만약 갱년기가 필연적으로 심각한 건강 문제를 동반하는 과정이었다면, 여성들은 생애주기마다 큰 어려움을 겪었을 것이고, 인류가 지금처럼 번성하기도 어려웠을 것입니다. 하지만 인류는 수천 년 동안 이러한 신체 변화를 받아들이며 살아왔고, 여성들 역시 다양한 삶의 주기를 거치며 자연스럽게 그 변화에 적응해 왔습니다. 그런데 오늘날에는 그 자연스러움조차 점점 어려워지고 있는 현실입니다.

몸의 균형을 깨뜨리는 진짜 원인들

요즘 우리는 일상 속에서 자연스러운 몸의 균형을 무너뜨리는 수많은 요소에 노출되어 있습니다. 식습관, 생활 환경, 각종 화학 물질 등이 우리 신체에 영향을 미치면서, 자연스럽게 지나갔을 갱년기 변화조차 점점 더 불편한 증상으로 나타나는 경우가 많아졌습니다. 현대 의학이 호르몬을 완벽하게 조절해 줄 수 있다면 좋겠지만, 현실은 그렇지 않습니다.

특히, 호르몬제 사용이 유방암이나 자궁암 등의 위험을 높일 수 있다는 연구 결과들이 알려지면서, 이를 꺼리는 분들도 많아졌습니다. 그래서 현재 의료계에서도 호르몬제는 꼭 필요한 경우에만 신중하게 처방할 것을 권고하고 있습니다. 그러나 그 기준이 뚜렷하지 않고, 호르몬제로 인한 부작용 역시 무시할 수 없습니다.

사실 여성의 몸은 갱년기를 자연스럽게 받아들이고 극복할 수 있는 힘을 가지고 있습니다. 십 대 때 시작되는 생리는 출산을 위한 준비 과정이고, 갱년기는 생식 기능이 멈추면서 몸이 새로운 균형을 찾아가는 시기입니다.

그런데 오늘날 많은 여성들이 생리통으로 학교나 직장을 쉬어야 할 정도로 극심한 통증을 겪고, 갱년기 증상으로 일상생활에 어려움을 겪는 이유는 몸 자체의 문제가 아니라, 우리가 살아가는 환경과 생활 습관이 신체 리듬을 방해하고 있기 때문입니다.

출산 여부와 관계없이, 여성의 몸은 현대 사회에서 다양한 진단과 약물에 노출되며 불필요한 부작용까지 겪고 있습니다. 그리고 '내 몸이 문제가 있다'는 생각은 실제로 신체 변화에 영향을 미칠 수 있습니다. 예를 들어, 갑상선 항진증이나 저하증을 진단받았다면, 우선 커피 섭취를 줄이는 것이 도움이 될 수 있습니다.

단순히 증상만을 없애려고 무분별하게 약물과 건강기능식품에 의존하기보다는, 우선 가공식품과 화학 첨가물이 들어간 식품을 피하고 채소와 과일을 중심으로 한 자연식 위주의 식단으로 천천히 전환해 보는 것이 중요합니다. 급하게 결과를 기대하기보다는, 몸의 변화를 천천히 지켜보며 작은 실천을 꾸준히 이어 가는 것이 가장 안전하고 자연스러운 회복의 길입니다.

채소·과일식, 회복을 이끄는 힘

유방암 진단을 받았다면, 단순히 치료에만 집중할 것이 아니라 생활 습관부터 바꿔야 합니다. 염색과 파마를 중단하고, 샴푸, 바디워시, 생리대 등 몸에 직접 닿는 제품을 더욱 신중하게 선택하는 것이 필요합니다. 그리고 이보다 더 중요한 것이 바로 내 몸에 들어오는 음식입니다. 모든 유제품과 동물성 식품을 제한하고, 철저하게 가공되지 않은 채소·과일식과 통곡물, 견과류 중심의 식단을 최소 3개월 동안 실천해 보시길 권합니다. 그 후에도 증상이 나아지지 않는다면, 그때 의료적 개입을 고민해도 늦지 않습니다.

갱년기 장애는 현대 의학이 만들어 낸 상업적 개념이라고도 할 수 있습니다. 자연스럽게 진행되는 노화 과정이 질병으로 둔갑하는 순간, 그에 맞춰 각종 검사와 치료제가 무한히 등장하게 됩니다. 그만큼 누군가는 이 과정에서 이익을 얻지만, 정작 내 몸은 자연스러운 건강과 점점 멀어지게 됩니다. 호르몬 균형을 완벽하게 맞춰주는 약은 결코 존재하지 않으며, 그러한 약은 향후 100년간은 절대 나오지 않을 테니 믿으셔도 됩니다.

자연에서 온 음식이야말로 우리 몸이 원래 지니고 있던 균형을 되찾아 줄 가장 확실한 해결책입니다. 단순히 오래 사는 것이 아니라, 건강하고 평온한 삶을 살아가기 위해, 내 몸이 필요로 하는 가장 자연스러운 방법을 선택해 보시길 바랍니다.

호르몬 불균형을 해결하는 근본적인 방법은 채소·과일식을 기본으로 한 자연식 생활을 꾸준히 실천하는 것입니다. 단기간에 호르몬 수치를 조절하겠다는 접근보다는, 몸이 스스로 균형을 회복할 수 있도록 환경을 마련해 주는 것이 더 중요합니다. 자연에서 온 음식과 충분한 휴식, 적절한 활동을 통해 내 몸의 리듬을 회복하고 유지하는 삶의 방식이야말로, 몸이 스스로 균형을 되찾고 자연스럽게 건강을 이어 가는 가장 좋은 방법입니다.

혈당 조절,
숫자에 집착하지 않고 건강하게
관리하는 방법이 있을까요?

혈당은 유전적인 요인이 없는 이상, 채소와 과일 중심의 식습관만으로도 충분히 조절할 수 있습니다. 그럼에도 불구하고 많은 경우, 식습관 개선 대신 약물이나 의료 기기에 의존하는 경향이 점점 강해지고 있습니다.

이럴 때일수록 한 가지 분명히 짚어야 할 점이 있습니다. 사고로 인한 응급 치료나 선천적인 질환에 의한 장기 이식처럼 꼭 필요한 의학적 개입과, 일반적인 건강 관리를 위한 의료 개입은 분명히 구분되어야 한다는 점입니다. 이를 혼동하지 않도록 유의해야 합니다. 생명을 살리는 필수적인 수술과 약물조차도 부작용이 있을 수 있습니다. 그런데도 불필요한 수술과 약물 남용으로 오히려 건강을 해치고, 겪지 않아도 될 질환을 평생 안고 살아가는 경우가 너무나도 많습니다. 이처럼 꼭 필요한 상황이 아닌데도 의료 기기나 치료에 과도하게 의존하는 것은, 오히려 몸과 마음 모두에 불필요한 부담을 줄 수 있습니다. 그중에서도 요즘 가장 흔하게 접하는 사례 중 하나가 바로 '24시간 혈당 체크'와 같은 과잉 관리입니다.

24시간 혈당 체크의 역설

혈당이 오를까 봐 특정 음식만 골라 먹고, 식사 후엔 반드시 30분씩 걸어야 하며, 공복 혈당·식후 혈당·당화혈색소 수치에 매번 민감하게 반응하는 삶이 과연 건강한 삶일까요? 혈당은 올라야 할 때 오르고, 내려야 할 때 자연스럽게 내려가는 것이 정상적인 생리 반응입니다. 숫자에 집착하기보다는, 몸이 스스로 균형을 되찾도록 돕는 것이 훨씬 더 중요합니다.

결국 혈당 문제는 몸이 감당하지 못할 음식을 지속적으로 섭취할 때 생깁니다. 특히 육류 위주의 식사가 반복되면 인슐린 저항성이 점점 높아지고, 이로 인해 췌장을 비롯한 주요 장기에 부담이 쌓이게 되지요. 반면, 채소와 과일은 아무리 많이 먹어도 췌장이나 담낭, 간, 신장에 무리를 주지 않으며, 오히려 장기들이 자연스럽게 제 기능을 회복하는 데 도움을 줍니다.

이렇듯 채소·과일 중심의 자연식이 혈당 조절에 큰 힘이 된다는 걸 알아도, 현대 사회에서 100% 자연식만 고집하며 살아가기란 쉽지 않습니다. 가끔은 아이스크림, 과자, 빵, 돈가스, 라면 같은 음식도 즐기게 되지요. 그런 즐거움까지 억지로 포기할 필요는 없습니다.

혈당 조절의 핵심은 끼니마다 수치를 관리하는 데 있는 것이 아니라, 몸의 모든 장기가 자연스럽게 제 기능을 할 수 있도록 돕는 데 있습니다. 완벽을 목표로 삼기보다는, 균형을 지키며 음식을 즐기는 태도도 중요합니다.

매번 식사 순서를 고민하고, 혈당 수치를 일일이 기록하며 살아가는 것이 진정으로 건강한 삶은 아닙니다. 24시간 스마트폰이나 손목시계를 통해 수치를 확인하는 데만 의존하기보다는, 몸이 스스로 균형을 되찾을 수 있도록 환경을 마련해 주는 것이 진정한 혈당 관리입니다. 수치보다 몸의 반응에 귀 기울이며, 일상 속에서 조금씩 자연식의 비중을 늘려가는 것만으로도 충분히 좋은 변화를 기대할 수 있습니다.

혈당을 다스리는 자연의 원리

제가 가장 추천하는 방법은 매일 아침을 CCA 주스로 시작하는 것입니다. 당근, 양배추, 사과 세 가지를 함께 갈거나 착즙하여 500ml 정도를 공복에 드시길 바랍니다. 혈당 수치가 조금 오르거나 내려가더라도 너무 걱정하지 말고, 딱 3개월만 실천해 보세요. 다른 식생활 습관이 전혀 변하지 않거나, 혹은 이전보다 더 나빠졌더라도, 몸의 변화를 직접 경험하게 될 것입니다. 실제로 당화혈색소 수치가 내려갔다는 후기를 많이 받고 있으며, 감사 인사와 댓글을 남기는 분들도 수없이 봐 왔습니다.

어떠한 음식을 먹더라도 혈당을 안정적으로 조절할 수 있게 해 주는 근본적인 힘을 키우기 위해서는, 자연 그대로의 채소와 과일을 충분히 섭취하는 것이 가장 좋습니다. 인공첨가물이 들어가지 않은 천연 채소·과일 주스는 절대 혈당을 악화시키지 않습니다. 이것은 단순한 믿음이 아니라, 많은 경험과 연구를 통해 확인된 사실입니다.

결국 선택은 여러분에게 달려 있습니다. 끊임없이 새로운 이름과 복잡한 용어로 포장된 건강 보조제와 기능식품에 돈을 쓸 것인지, 아니면 이미 검증된 가장 효과적인 방법인 채소·과일식을 실천할 것인지 말이죠.

사람이라면 누구나 늙고, 때로는 병들기도 합니다. 하지만 그 변화를 두려워하거나, 작은 통증이나 불편에 과민하게 반응할 필요는 없습니다. 젊음을 유지하고 싶다는 욕망, 아프지 않고 오래 살고 싶다는 욕심을 내려놓는 연습도 함께 이루어져야 합니다. 나이가 들어 몸이 변하는 것은 자연스러운 과정이며, 그 흐름을 긍정적으로 받아들이는 자세가 진정한 건강의 시작일 수 있습니다.

몸이 예전 같지 않다는 것에 조급해하기보다는, 지금까지 열심히 살아온 나 자신을 따뜻하게 바라보는 마음이 중요합니다. 조금 부족한 듯 살아도 괜찮습니다. 완벽하지 않아도 충분히 건강하고, 행복할 수 있습니다. 몸이 보내는 신호에 귀 기울이면서, 내 인생의 주인이 되어 주체적으로 선택하는 것. 그것이 진정한 건강관리이며, 저는 여러분이 스스로를 더 잘 돌보고, 편안한 삶을 누리시길 진심으로 응원합니다.

당뇨 환자여도
과일을 더 먹어도 될까요?

"사과는 반 개까지만, 배는 한쪽만, 복숭아나 홍시는 금지."

어떤 병원에서는 이렇게 과일의 당지수를 기준으로 당뇨 환자가 한 번에 먹을 수 있는 양까지 세세하게 안내하기도 합니다. 그런데 정작 식후 믹스커피는 못 끊으면서 과일은 철저히 제한하는 것이 과연 올바른 관리 방식일까요? 이렇게 하면 정말 당뇨에서 벗어날 수 있을까요?

당뇨에서 벗어나기 위해 가장 먼저 이해해야 할 것은, 혈당 수치 자체보다 인위적인 단맛을 내는 가공식품과 췌장을 혹사시키는 동물성 식품 섭취가 더 큰 원인이라는 점입니다. 혈압이 몸의 필요에 따라 조절되는 것처럼, 혈당 역시 자연스러운 조절 기능을 가지고 있습니다. 만약 과일 속 과당이 정말 위험한 성분이라면, 인류는 지난 700만 년 동안 생존할 수 없었겠지요.

자연식물식으로 당뇨를 극복한 사례는 세계 곳곳에 있습니다. 자연 치유를 연구하는 많은 의료진들이 말하듯, 자연식물식을 통해 당뇨가 호전되거나 완치된 사례는 생각보다 많습니다. 저 역시 채소·과일식의 중요성을 알리면서, 오랜 시간 당뇨약과 인슐린에 의존하던 분들이 단지 식단을 바꾼 것만으로도 당화혈색소 수치가 정상으로 돌아오는 것을 직접 확인한 적이 많습니다. 하지만 그 시작은, 과일에 대한 막연한 두려움부터 내려놓는 데에서부터 시작됩니다. 이 부분은 그 누구도 대신해 줄 수 없습니다.

수치를 넘어, 내 몸이 이끄는 회복

약물로 당뇨를 관리하는 경우, 결국 어떤 결말로 이어지는지 이미 잘 알려져 있습니다. 수십 년간 약물로 공복 혈당과 식후 혈당 수치가 기준치에 들어 있다며 안심하던 환자들이, 어느 순간 급격히 상태가 악화되면서 손발 절단, 시력 상실, 콩팥 투석을 거처 결국 심혈관 질환으로 사망에 이르는 경우도 드물지 않습니다. 그런데도 평생 좋아하던 과일 하나조차 마음 놓고 먹지 못한 채, 결국 약물 부작용과 합병증으로 고통 속에 살아간다면, 과연 이것이 최선일까요? 현재의 제약 기술과 의학 기술의 한계라고 이해하고 싶지만, 만약 벗어날 방법이 있다면, 그 가능성은 더 널리, 더 많은 사람에게 알려져야 합니다.

문제는 이 방법이 제약회사나 병원이 이윤을 창출하는 구조에 속하지 않다 보니, 쉽게 확산되지 못하는 현실입니다. 오랜 시간 제한된 정보만 접하다 보면, 기존의 방식을 의심하고 바꾸는 것이 쉽지 않습니다. 하지만 내가 어떤 삶을 살 것인지에 대한 깨달음이 삶 전반에 투영될 때, 우리는 비로소 새로운 선택을 할 수 있습니다.

정말 당뇨에서 벗어나고 싶다면, 가장 먼저 모든 가공식품을 줄여 보세요. 당장 약을 끊는 것이 부담스럽다면, 주치의와 정기적인 검사를 병행하면서 식생활 개선부터 시작해도 좋습니다. 단, 기존의 식생활 습관은 그대로 두면서 과일만 마음껏 먹고 싶다는 생각이라면, 그것은 내 욕심이라는 점도 인정해야 합니다. 내가 원하는 대로 다 할 수 없는 것이 인생이고, 먹는 것도 예외가 아닙니다.

하지만 이 원리를 이해하고, 몸이 회복되는 시간을 충분히 가지면 평생 자연식물식만 고집하지 않아도 스스로 혈당을 조절하며 내 삶의 주인으로 살아갈 수 있습니다. 과일 한 조각도 조심스러워하며, 수치에 얽매이는 삶이 정말 건강한 삶일까요? 우리의 삶이 언제, 어떻게 끝날지는 아무도 알 수 없습니다. 그렇기에 무엇을 먹든, 적어도 그 순간만큼은 마음 편히 즐길 수 있는 삶을 사시길 바랍니다.

완전 건강 한눈에 보기

- 당뇨 환자도 자연 그대로의 과일은 충분히 먹을 수 있습니다.
- 문제는 과일이 아니라 가공식품과 동물성 식품에 있습니다.
- 수치에만 집중한 약물 관리보다 식습관 개선이 더 중요합니다.
- 회복의 시작은 과일에 대한 막연한 두려움을 내려놓는 것입니다.
- 자연식물식은 혈당을 조절하고 삶을 건강하게 이끄는 길이 될 수 있습니다.

혈관 노화를 방지하고 싶은데요, 채소와 과일이 도움이 될까요?

언제부턴가 건강검진 결과에 '혈관 나이'가 표시되기 시작했습니다. 이를 기준으로 실제 나이보다 혈관이 젊다거나, 반대로 늙었다는 식으로 판단하는 일이 많아졌죠. 다소 상업적인 개념임에도 불구하고, 그 결과를 맹신하거나 지나치게 신뢰하는 경우가 적지 않습니다. 예를 들어, "혈관 나이가 10년은 젊게 나왔다!"며 안심하고 술과 담배를 즐기며 육식을 계속하던 사람이, 건강 이상 신호를 대수롭지 않게 넘기다가 갑작스러운 심장마비, 뇌졸중 등으로 세상을 떠나는 안타까운 사례도 적지 않습니다.

반대로, "혈관 나이가 실제보다 많다"는 결과에 불안해하며 병원 약과 건강기능식품을 꾸준히 챙기지만 건강 수치는 나아지지 않고, 해마다 늘어나는 약의 개수로 인해 스트레스와 우울감을 겪는 경우도 많습니다. 큰 병은 피했을지 몰라도, 삶의 질이 점점 나빠지는 것이죠. 그렇다면, 정말 혈관의 '젊고 늙음'을 숫자로 정확히 판단할 수 있을까요?

우리 몸은 획일적인 기준으로 관리될 수 없습니다. 각자 다른 삶을 살아가듯, 진단과 관리 역시 개인에게 맞아야 최선의 결과를 기대할 수 있습니다.

수치 너머의 진짜 혈관 건강

우리 몸속에는 약 21만 km에 달하는 혈관이 퍼져 있으며, 이는 교체하거나 수혈을 반복한다고 유지할 수 있는 구조가 아닙니다. 혈관 건강을 위협하는 주요 요인은 활성산소, 염증, 혈전 등 혈관 벽을 손상시키고 막히게 만드는 요소들입니다. 하지만 다행히도, 혈관에서는 이를 보호하는 '산화질소'가 생성된다고 알려져 있습니다. 그리고 이 산화질소는 채소와 과일을 통해 충분히 공급할 수 있습니다. 즉, 항산화 물질이 혈관 건강에 직접적인 영향을 미친다는 뜻입니다.

혈관을 막히게 하는 가장 큰 원인은 '기름'입니다. 우리 몸은 모세혈관까지 원활한 혈류가 흐르도록 혈압을 조절하는 정교한 시스템을 가지고 있습니다. 나이가 들면서 혈압이 조금 오르는 것도 몸이 순환을 유지하려는 자연스러운 반응입니다. 그럼에도 혈압약이 전 세계적으로 광범위하게 처방되는 현실은 생각해 볼 여지가 있습니다. 실제로, 혈압약 복용이 오히려 뇌졸중 발생률과 사망률을 높일 수 있다는 연구도 존재하지만, 이러한 정보는 대중이 쉽게 접하기 어렵습니다. 당뇨약과 마찬가지로, 혈압약 역시 '평생 먹어야 하는 약'이 아닙니다. 식습관을 개선하면 약을 줄이거나 끊을 수 있는 가능성은 충분합니다.

혈관을 지키는 식생활, 채소·과일식

노화를 늦추겠다는 생각보다는, 자연스럽고 건강하게 오래 사는 방법을 고민해 보세요. 채소·과일식을 실천하는 것만으로도 심근경색, 협심증, 뇌혈관 질환을 예방하는 데 큰 도움이 됩니다. 특히, 혈압약으로 인위적으로 혈압을 낮추면 뇌로 가는 혈류 공급이 줄어들어 오히려 뇌졸중과 치매 위험이 높아질 수 있습니다.

심장혈관 질환과 뇌혈관 질환으로 인한 사망률을 합하면 암보다도 높은 수준이라는 점을 우리는 주목해야 합니다. 암은 경우에 따라 조기 진단 없이도 증상 없이 살아가는 기간이 길고, 진단 후에도 치료 경과에 따라 수년간 생존하는 사례도 적지 않습니다. 하지만, 혈관 질환, 특히 심장마비는 갑작스럽게 찾아오며 치명적인 결과로 이어지기 쉬운 만큼, 평소 예방 관리가 무엇보다 중요합니다.

결국, 혈관 건강을 지키기 위한 가장 좋은 방법은 채소·과일식 비중을 늘리는 것입니다. 이는 병원에서도 기본적으로 권장하는 식생활 원칙이기도 합니다. 무조건 약에 의존하기보다는, 생활 습관을 바꾸는 것이야말로 건강한 혈관을 유지하는 가장 확실한 방법입니다.

나이 들수록 근육이 줄어드는데, 채소·과일식으로도 유지가 가능할까요?

'백문이 불여일견'이라는 말이 딱 맞는 경우입니다. 유튜브나 네이버에 '비건빌더'라고 검색해 보시면, 채식만으로도 근육을 멋지게 키운 보디빌더들이 한가득 나올 겁니다. 이러한 흐름은 국내에서도 예외가 아니어서, 채식을 하며 근육을 유지하거나 키우는 분들이 점점 늘고 있습니다. 사실, 일상에서 필요한 근육을 유지하는 데 보디빌더처럼 우람한 몸이 필요한 건 아닙니다. 우리는 생각보다 많은 양을 먹지 않아도, 채소와 과일만으로도 필요한 영양을 충분히 얻을 수 있습니다.

근육과 단백질에 대한 오해

흔히 "운동을 하지 않으면 근육이 빠진다"거나 "근육을 유지하려면 반드시 고기를 먹어야 한다"는 말을 많이 듣지만, 이런 생각은 축산업과 유제품 회사들의 오랜 마케팅을 통해 형성된 것일 가능성이 큽니다. 실제로는 우리 몸이 필요로 하는 영양소를 충분히 공급해 주기만 해도, 근육을 건강하게 유지하는 데 큰 문제가 없습니다. 그리고 근육이 어떻게 만들어지고 유지되는지 너무 복잡하게 알 필요는 없습니다. 오히려 어렵게 설명하는 경우는 대개, 뭔가를 팔기 위한 목적이 있을 때가 많죠. 진짜 중요한 사실은 의외로 단순하고 명확한 법입니다.

오랫동안 고기와 우유 같은 동물성 식품을 필수로 여겨왔지만, 최근에는 식물성 식단만으로도 단백질을 충분히 섭취할 수 있다는 인식이 점점 확산되고 있습니다. 이 부분이 궁금하다면, 다큐멘터리 〈더 게임 체인저스(The Game Changers)〉를 한 번 찾아보시길 바랍니다. 세계적인 운동선수들, '세계에서 가장 힘센 사람' 선발대회 우승자, 그리고 영화 〈터미네이터〉로 친숙한 배우 아놀드 슈워제네거가 등장해 흥미로운 이야기를 들려줍니다.

이 다큐멘터리를 보면, 근력을 키우는 데 필요한 단백질은 동물성보다 식물성을 섭취했을 때 훨씬 양질일 수 있으며, 채식이 근력 생성과 회복에 있어 더 건강한 선택이 될 수 있다는 내용이 소개됩니다. 특히, 식물성 단백질이 체내 염증을 줄이고 회복 속도를 높이는 데도 도움이 될 수 있다는 점을 다양한 사례와 연구를 통해 설명합니다.

많은 분들이 근육을 키우려면 동물성 단백질이 필수라고 생각하지만, 실제로는 채식 위주의 식단을 선택한 운동선수들도 충분한 근력을 유지하며 뛰어난 성과를 내고 있습니다. 단순한 이론이 아니라, 실제 사례와 연구를 통해 기존의 통념을 다시 생각해 보게 만드는 다큐멘터리이니, 보시면 흥미로운 인사이트를 얻으실 수 있을 겁니다.

편안한 몸을 위한 식사의 기준

사실, 고기는 '맛있으니까 먹는다'는 표현이 가장 솔직한 답일지도 모릅니다. 요즘은 SNS를 통해 다양한 정보가 공유되면서, 우리가 당연하게 받아들였던 건강 상식 중 상당수가 사실은 상업적인 이유로 만들어졌다는 걸 알게 되는 경우도 많습니다. 저는 이러한 것들이 SNS의 순기능이라고 봅니다. 부디 먹는 것만큼은 유행이나 자극적인 정보에 흔들리지 않으셨으면 합니다.

물론, 채식을 반드시 해야 한다거나 육식을 무조건 피해야 한다는 이야기를 하려는 건 아닙니다. 다만, 불필요한 걱정이나 고정관념에 휩쓸릴 필요는 없다는 거죠. 채소와 과일 위주의 식단만으로도 충분히 건강한 몸을 유지할 수 있습니다. 나이가 들수록 근육을 더 키워야 한다는 강박에서 벗어나, 균형 잡힌 식사와 자연스러운 생활 습관을 유지하면서 몸과 마음이 편안한 노후를 보내셨으면 좋겠습니다.

나이 들수록 심해지는 관절통,
채소·과일식이 도움이 될까요?

2015년, 약학대학에 재학 중이던 시절 한약사 선배님의 특강에서 들었던 말이 떠오릅니다. "앞으로 관절 통증과 관절염 관련 한약이 돈이 되니, 관련된 처방 공부를 많이 해 두라"는 조언이었죠. 실제로 그 말대로 지난 10여 년간 관절 건강을 위한 다양한 기능식품들이 빠르게 시장을 장악해 왔고, 2025년에도 MSM, 콘드로이친, 상어 연골, 소 연골, 난각막(NEM) 등 새로운 제품들이 계속 출시되고 있습니다. 한약재 중에는 우슬이 기능식품으로 활용되고 있죠. 하지만 10년 후에도, 유사한 제품들이 이름만 바꿔 '관절 통증과 염증 개선'을 내세우며 계속해서 사람들의 관심을 끌 것입니다. 고령화 사회에서 관절 건강 시장은 더욱 커질 수밖에 없고, 누군가에게는 돈을 벌 수 있는 아주 매력적인 시장이라는 것이지요.

건강 프로그램을 보면, 협찬과 간접광고의 영향으로 의사들이 "양반다리 금지, 방바닥에서 걸레질 금지, 앉았다 일어나기 금지"라는 비슷한 조언을 반복합니다. 요컨대, 무릎을 최대한 쓰지 말라는 의미인데, 그러면서도 주 3회 적절한 운동을 권합니다. 일상에서는 최대한 안 걷다가, 정해진 요일에만 운동하라는 뜻일까요? 하지만 인간은 수백만 년 동안 무릎을 활발히 사용하며 살아왔습니다. 불과 몇십 년 만에 갑자기 무릎이 약해졌다고 보기는 어렵습니다. 그럼에도 '무릎이 닳는다'는 공포심을 자극하며 연골 건강 제품을 찾게 만들고, 병원에서는 치료와 수술을 권하는 방향으로 이어집니다.

통증보다 먼저 살펴야 할 것들

그렇다면 이런 관절 건강 기능식품들이 실제로 관절염을 예방하거나 완치할 수 있을까요? 다른 많은 건강 기능식품들과 마찬가지로, 기대만큼의 효과는 없습니다. 만약 이들이 광고에서 말하는 대로 강력한 항산화·항염 효과를 지녔다면, 암 환자들에게도 우선적으로 사용되어야겠죠. 하지만 실제로는 그렇지 않습니다. 관절염은 노화로 인한 자연스러운 변화입니다. 그런데도 이를 마치 치료가 반드시 필요한 질환처럼 규정하고, 개선할 수 있는 것처럼 홍보하지만, 완전히 고칠 수 있는 영역이 아닙니다.

실제로 관절이 아프다는 것은 단순히 문제가 생겼다는 신호가 아니라, 몸이 '쉬어달라'고 보내는 메시지일 수 있습니다. 그러나 우리는 내 몸이 보내는 신호를 무시하고, 불편한 감각을 없애는 데에만 집중합니다. 통증을 줄이기 위해 약을 먹고, 주사를 맞고, 결국에는 수술까지 고려하죠. 물론 정말 필요한 경우라면 치료는 중요하지만, 그렇지 않다면 이러한 접근이 오히려 몸의 자연 치유력을 떨어뜨릴 수 있습니다.

무엇보다 먼저 확인해야 할 것은 '내 체중이 적정한가?'입니다. 특별한 외상(교통사고, 낙상 등)이 없다면, 우리의 관절은 100년을 써도 충분히 견딜 수 있도록 설계되어 있습니다. 관절 역시 자연 치유력이 있습니다. 그러나 비만은 관절에 큰 부담을 주고, 만성 염증과 통증을 유발하는 주요 원인 중 하나입니다. 이때 소염제나 진통제를 사용하면 일시적으로는 통증이 줄어들지만, 장기적으로는 자연 치유력이 약해지고, 결국에는 수술이 불가피한 상황으로 이어질 수 있습니다. 그 이후에는 휠체어나 병상 생활이 장기화될 가능성도 커지게 됩니다.

염증과 치유는 식탁에서 시작된다

비만을 개선하는 것은 단순히 체중을 줄이는 것이 아닙니다. 식단을 바꾸고 몸을 가볍게 만들면, 함께 쌓였던 독소가 배출되면서 만성 염증이 줄어들고, 자연스럽게 관절 건강도 좋아집니다. 몸은 하나로 연결되어 있기 때문에, 부분적으로만 치료해서는 근본적인 해결이 어렵습니다. 결국 몸 전체를 바라보는 통합적인 접근이 필요합니다.

이런 면에서, 독소를 배출하고 체중을 조절하며 만성 염증을 줄이는 데 가장 효과적인 방법 중 하나는 채소와 과일을 충분히 먹는 것입니다. 특히 신선한 채소·과일을 주스 형태로 마시면 흡수율이 높아져 더 효과적입니다.

실제로 특정 씨앗을 착즙해 마신 후 "관절염뿐만 아니라 수십 년간 괴롭히던 이명이 2주 만에 사라졌다"는 등의 경험담이 종종 들려옵니다. 물론 이런 사례들이 모두 과학적으로 입증된 것은 아닙니다. 하지만 채소와 과일이 만성 염증을 줄이고, 자연 치유력을 높이는 데 도움이 된다는 점은 과학적으로도 확인된 사실입니다. 이러한 방법이 널리 알려진다면, 제약회사나 건강 기능식품 시장에는 위협이 될 수밖에 없겠죠.

결국 중요한 것은, 내 몸이 보내는 신호를 민감하게 느끼고 무리하지 않으면서 자연 치유력을 높이는 생활을 실천하는 일입니다. 값비싼 기능식품이나 치료에 의존하기보다, 균형 잡힌 식사와 생활 습관을 통해 몸을 회복시킬 수 있다는 것을 기억해 주시기 바랍니다. 그것이야말로 관절 건강을 포함한 전반적인 건강을 지키는 가장 현실적이고 지속 가능한 방법입니다.

소화가 약해지면
통곡식보다 백미가 좋다던데,
맞는 얘기일까요?

아시아에서 쌀은 주식으로 자리 잡고 있습니다. 전 세계적으로도 절반 이상의 인구가 쌀을 주식으로 먹고 있죠. 이는 기후와 문화에 의해 자연스럽게 만들어진 식습관인데요. 흔히 서양은 육식을 주로 한다고 생각하지만, 사실 그렇지 않습니다. 예를 들어, 지중해식 식단은 채소, 과일, 통곡물, 콩류가 풍부하게 포함되어 있으며, 유럽과 남미 일부 지역에서도 감자, 옥수수, 보리 같은 곡물이 주요 식량으로 소비됩니다.

우리가 현재 먹는 쌀의 품종은 오랜 농업 역사 속에서 발전해 왔습니다. 중국에서는 약 3천 년 전부터, 우리나라에서는 2천 년 전부터, 일본에서는 천 년 전부터 쌀을 재배해 온 것으로 알려져 있습니다. 벼의 낟알에서 단단한 껍질만 벗긴 것을 현미라고 부르며, 현미에서 쌀눈과 겉껍질을 한 번 더 깎아 낸 것이 우리가 흔히 먹는 백미입니다.

백미가 된 쌀, 사라진 영양

백미의 보급은 일제강점기를 거치며 본격화되었습니다. 조선 시대까지는 쌀 껍질을 완전히 벗기지 않고 먹는 것이 일반적이었습니다. 하지만 일본에서는 사케(청주) 제조 과정에서 더욱 부드러운 쌀을 만들기 위해 도정 기술이 발전했고, 일제강점기 시기에 쌀을 수탈해 가는 과정에서 우리나라에 대규모 도정공장이 들어서면서 백미 소비가 확산되었습니다.

쌀의 가장 중요한 특징 중 하나는 껍질과 쌀눈 부분에 단백질, 지방, 각종 비타민, 미네랄이 풍부하게 포함되어 있다는 점입니다. 하지만 도정 과정을 거쳐 껍질과 쌀눈을 제거한 백미는 탄수화물 비율이 높아지고, 당분이 빠르게 흡수되어 혈당을 급격히 올릴 수 있습니다. 백미를 주식으로 먹게 되면서 당뇨 위험이 높아진 것도 이런 이유 때문이죠. 그래서 반찬으로 식이섬유와 비타민, 무기질, 미네랄을 보충할 수 있는 식물성 반찬을 곁들이는 것이 중요합니다.

실제로 연속혈당측정기 실험에서도, 쌀과 김만 있는 충무김밥이 단시간에 혈당을 가장 많이 올리는 음식 중 하나로 나타났습니다. 그다음이 컵라면, 빵 등의 순서였죠. 그런데도 과일이 혈당을 올린다는 이유로 건강을 해치는 주범으로 지적받는 일이 많으니 억울한 일이죠.

나이 들수록 더 잘 맞는 통곡물

나이가 들수록 백미가 더 낫다는 말이 있지만, 꼭 그렇지는 않습니다. 현미는 껍질이 단단해 백미보다 더 많이 씹어야 하고, 조리 전 미리 물에 불려야 하는 번거로움이 있지만, 오히려 천천히 씹어 먹는 식습관이 필요한 중장년층에게는 도움이 됩니다.

소화가 걱정된다면, 현미를 충분히 물에 불린 후 밥을 짓거나, 부드럽게 조리하는 방법을 활용하는 것이 좋습니다. 그래도 부담이 된다면, 백미를 기본으로 하되, 현미나 잡곡을 소량 섞어 먹는 방식도 가능합니다. 이마저도 치아가 약해져 씹는 것이 힘든 분들은, 채소·과일식을 기본으로 하고, 소량의 백미를 곁들여 먹는 것만으로도 충분히 균형 잡힌 영양을 섭취할 수 있습니다.

현미와 콩에 대표적으로 발견되는 렉틴, 피트산, 리그닌 등의 성분은 몸에 긍정적인 작용을 하며, 이를 부정적으로 강조하는 정보는 결국 영양제를 판매하기 위한 마케팅일 수 있습니다. 간혹 통곡물의 중금속 함량을 걱정하시는 경우도 있지만, 이는 체내에서 자연스럽게 배출되는 수준이고, 우리가 일상에서 접하는 다양한 화학 첨가물에 비하면 훨씬 안전하니 마음 편히 드시길 바랍니다. 오히려 불필요한 걱정이 건강한 식습관을 유지하는 데 방해가 될 수도 있습니다.

결론적으로, 나이가 들었다고 해서 반드시 백미만 먹어야 하는 것은 아닙니다. 오히려 통곡물을 적절히 활용하면 영양을 더 풍부하게 섭취할 수 있으며, 소화 부담을 줄이는 방법을 잘 활용하면 충분히 건강하게 즐길 수 있습니다.

한국인 1위 질병인 암,
채소·과일식으로
예방할 수 있을까요?

이제는 암을 질병이 아닌, 살아가면서 겪을 수 있는 자연스러운 과정 중 하나로 받아들이는 연습이 필요합니다. 많은 사람이 암을 곧 죽음과 연결된 병으로 생각하지만, 사실 암은 그렇게까지 두려워할 대상이 아닙니다. 암은 수천 년 전에도 존재했고, 백 살이 넘은 사람의 몸에서도 발견됩니다. 노화 과정에서 자연스럽게 나타날 수 있으며, 면역력이 약해질수록 발병 가능성이 높아질 뿐입니다. 당뇨병이나 고혈압처럼, 암 역시 우리 몸을 어떻게 관리하느냐에 따라 충분히 조절할 수 있는 만성 질환의 하나로 바라볼 필요가 있습니다.

암이 한국인의 사망 원인 1위가 된 이유는 암 자체의 위험성뿐 아니라, 흡연, 음주, 식습관, 환경, 스트레스 같은 요인들이 복합적으로 작용하기 때문입니다. 또한 필요 이상의 검사와 과도한 치료가 오히려 몸을 약화시키고, 암을 빠르게 진행시키는 원인이 될 수도 있습니다.

암 치료, 무엇을 위한 선택인가

통계를 보면, 암 환자들은 임종 직전 한 달 동안 사용한 치료비가 전체 치료비의 30~40%를 차지한다고 합니다. 또한 임종 직전 한 달 동안 사용한 의료비가 그 이전 1년 동안 사용한 의료비의 2.5배에 달한다는 분석도 있습니다. 결국 연명 치료에 불과한 검사와 신약, 치료에 의존하다가, 환자 본인은 물론 가족들까지 경제적인 부담을 떠안게 되는 것이 현실입니다.

이런 이유로 최근에는 호스피스 완화 의료에 대한 관심이 점점 커지고 있습니다. 끝없는 연명 치료보다, 통증을 줄이고 삶의 질을 높이며 인간으로서 존엄을 갖고 자연스럽게 생을 마무리할 수 있도록 돕는 것이 호스피스 완화 의료의 핵심 취지입니다.

하지만 여전히 많은 사람이 이를 '환자를 방치하는 것'으로 오해하고, 보호자들 역시 "그래도 링거라도 맞혀야 하지 않느냐"며 최소한의 치료라도 받기를 원합니다. 더욱이 병원에서는 호스피스 치료가 수익성이 낮다고 판단해, 늘어나는 수요에 비해 공급이 따라가지 못하는 상황이 이어지고 있습니다.

면역과 치유력을 키우는 식사법

그렇다면 암을 극복하기 위해서는 무엇이 필요할까요? 무엇보다도 면역력을 높이고 자연 치유력을 키우는 생활 습관을 유지하는 것이 중요합니다. 그런 점에서 채소·과일을 충분히 섭취하는 식습관은 암 예방뿐만 아니라 몸을 건강하게 유지하는 데도 큰 도움이 됩니다. 과도한 치료나 불필요한 검사에 의존하기보다는, 우리 몸이 본래 가지고 있는 회복력과 면역력을 믿고 이를 높이는 방향으로 생활 방식을 조절하는 것이 더 현명한 방법일지도 모릅니다.

물론 암 치료 과정에서는 멸균된 음식만 먹어야 하는 경우도 있습니다. 하지만 치료 과정을 잘 이겨낸 이후에는, 조금씩 채소·과일을 추가해 나가도 좋습니다. 특별히 '항암 효과가 뛰어난 음식'을 따로 찾아 먹기보다는, 다양한 채소와 과일 중에서 내가 잘 먹을 수 있는 것부터 시작하시는 것이 더 바람직합니다. 먹기 힘든데 억지로 참고 먹기보다는, 맛있게 즐기며 먹는 것이 몸에도 더 긍정적으로 작용합니다.

채소·과일식을 할 때 주스 형태로 섭취하는 것도 좋은 방법이고, 암 예방을 위해 추천하는 식재료가 있다면, 상황버섯, 영지버섯, 차가버섯 같은 버섯차입니다. 꾸준히 마시면 도움이 될 수 있고, 몸이 차다고 느끼시는 분들도 따뜻한 차를 활용하면 한층 편안하게 식단을 유지할 수 있을 것입니다.

암을 두려운 병으로만 바라보기보다는, 우리 몸이 스스로 치유할 수 있도록 돕는 생활 습관을 실천하는 것이 더욱 중요합니다. 암이 두렵다면, 더욱더 면역력을 키우고 자연 치유력을 높이는 방향으로 생활 방식을 바꿔 나가는 것이 필요합니다. 결국 무엇을 먹느냐보다도, 어떤 마음으로 먹고, 어떻게 살아가느냐가 건강한 삶을 위한 가장 중요한 요소일지도 모르겠습니다.

노화로 인한 수면 장애,
채소·과일식이 도움이 될까요?

나이가 들수록 새벽잠이 없어진다는 얘기를 많이 들어보셨을 겁니다. 일찍 자고 일찍 일어난다는 것이죠. 이러한 변화는 노화로 인해 식사량이 줄고, 회복과 재생에 필요한 수면 시간도 자연스럽게 짧아지기 때문에 나타나는 정상적인 생리 현상입니다. 노화로 인한 수면 장애는 현대의학이 만들어 낸 수많은 진단명 중 하나에 불과합니다.

무엇보다, 나이가 든다는 것과 노화의 증상들을 너무 부정적으로만 보지 않으셨으면 합니다. 인간은 자연의 일부이기에, 생로병

사의 흐름 속에서 죽음을 맞이하는 존재입니다. 노화를 막고 늦추기 위해 애쓰는 것다는, 크게 아프지 않고 불편하지 않다면 마음 편히 하루하루를 살아가는 것이 가장 행복한 삶이라 생각합니다.

잠에 대한 불안이 불면을 만든다

특히 '저속 노화'를 위해 충분한 수면이 필요하다는 건강 정보들은, 결국 숙면을 위한 건강기능식품 마케팅으로 이어지곤 합니다. "하루에 잠을 4~5시간밖에 못 자면 치매에 걸릴 확률이 높아진다"는 말에 불안만 커지고, 오히려 더 잠 못 드는 날들이 이어지기도 합니다.

그런데 인류는 과연 언제부터 하루 7~8시간씩, 그것도 한 번에 통잠을 자며 살아왔을까요? 사실 그렇게 자는 것이 '정상'이라는 인식은 비교적 최근에 생겨난 것입니다. 지금도 많은 부모님들, 특히 임신과 출산을 경험한 여성들은 2~3시간마다 한 번씩 깨는 생활을 수년간 이어갑니다. 수면 시간이 건강에 절대적인 영향을 미친다는 기준만 따르자면, 이런 생활은 큰 문제가 되어야 마땅하겠지만 실제로는 건강하게 지내는 경우가 훨씬 많습니다. **중요한 것은 수면 시간의 '절대량'보다도, 내 몸의 리듬에 맞는 적**

절한 수면과 규칙적인 생활을 유지하는 데 있다는 것이죠.

자기계발 분야에서는 성공하려면 먼저 수면 시간을 줄이라고 말합니다. "잠은 죽어서도 잘 수 있다"는 표현이 대표적입니다. 여기서 핵심은, 인간의 의지는 모든 한계를 뛰어넘을 수 있을 만큼 강력하다는 것입니다. 그리고 우리 몸은 수면이 부족하면 몸이 알아서 신호를 보내고, 결국 필요한 만큼 잠을 채우는 자기 조절 능력이 있습니다. 낮잠이든 깊은 잠이든, 필요한 만큼은 알아서 채우게 되어 있으니 그 흐름을 믿고 따르는 것이 좋습니다.

그런데 문제는, 우리가 먹어오지 않았던 가공식품이나 약물들이 점점 일상에 자리 잡으면서, 자연스럽게 잠드는 것이 점점 어려워지고 있다는 점입니다. 나이가 들수록 복용하는 약이 늘어나고, 화학 첨가물에 노출되는 일도 잦아지기 때문에 수면에 영향을 주는 요소 역시 늘어납니다.

자연식으로 회복하는 수면 리듬

불면이 주는 고통은 분명 큽니다. 그러나 술이나 수면제는 그 고통을 일시적으로 덜어줄 수는 있어도, 근본적인 해결책이 되지는 못합니다. 시간이 조금 걸리더라도, 우선 기본적으로 먹는 것부터 채소·과일 위주의 자연식으로 바꾸어 보시길 바랍니다. 몸에 쌓인 독소가 배출되고 염증이 줄어들면, 신경이 안정되면서 수면의 질도 서서히 회복됩니다. 약물에 의존할수록 신경은 더 예민해지고, 불면은 오히려 심해질 수 있습니다. 그래서 더욱 중요한 것이 바로 '내 몸을 믿는 마음'입니다.

채소·과일 위주의 자연식을 시작해 보세요. 처음에는 쉽지 않을 수 있지만, 그 식단을 지켜내는 과정 자체가 내 몸에 대한 신뢰를 회복하고, 내 삶에 대한 불안을 덜어내는 하나의 마음 수행이 되어 줄 것입니다. 처음 2주만 잘 버텨보세요. 충분히 해내실 수 있습니다. 그렇게 한 걸음씩 이어 가다 보면, 불면도 분명히 나아질 수 있습니다.

몸과 마음이
편안한 노후를 위해
어떤 습관을 실천하면 좋을까요?

먹는 것만 제대로 챙기고 마음 편히 살 수 있다면, 그것만으로도 충분히 행복한 노후를 보내실 수 있습니다. 하지만 현실은 그렇지 않죠. 무엇이든 '하지 않으면 안 될 것 같은' 압박감 속에 살게 됩니다. 그중 대표적인 것이 운동입니다. 특히 나이가 들수록 근육이 줄어드는 '근감소증'을 예방하기 위해 근육을 키워야 한다는 이야기를 자주 듣게 됩니다. 이 같은 건강 정보들은 결국 고기 섭취나 유제품과 같은 동물성 식품의 소비로 이어지며, 또 하나의 마케팅 수단이 되곤 합니다.

누차 말씀드리지만, 나이가 들수록 단백질의 소화와 흡수는 더 어려워지므로 반드시 많이 먹어야 할 필요는 없습니다. 최소한의 단백질만 섭취해도 충분합니다. 운동 역시 억지로 근력 운동을 하기보다는, 몸과 마음이 편안해지는 방식으로 자연스럽게 움직이는 활동이 더 도움이 됩니다.

제가 가장 추천 드리는 운동은 자연을 가까이하는 '맨발 걷기'입니다. 좋은 신발도, 등산복도 필요 없습니다. 흙길도 좋고, 등산로도 좋습니다. 하루 30분, 혹은 8천 보를 걸어야 한다는 식의 규칙에 얽매이실 필요도 없습니다. 처음에는 5분만 걸어도 충분하고, 익숙해지면 4시간 이상 걸어도 괜찮습니다.

또 하나, 제가 예방원에 오시는 분들께 꼭 권해드리는 운동은 '절'입니다. 종교와는 무관하게, 절은 장소나 날씨, 시간에 상관없이 언제 어디서나 실천할 수 있는 훌륭한 전신 운동입니다. 무릎이나 허리 통증 때문에 걱정하시는 분들도, 하루에 한 번부터 시작해 점차 횟수를 늘려가 보시길 권합니다. 돈 한 푼 들지 않으면서도, 최고의 재활 운동이 될 수 있다는 사실을 오랜 시간 지켜봐 왔습니다.

맨발 걷기와 절은 익숙해지기까지 불편함이 따르고, 때론 고통스럽기도 합니다. 하지만 긍정적인 변화를 위해서는 어느 정도의 고통은 감내할 수 있어야 합니다. 무엇보다 '내 몸엔 특별한 문제가 없다'는 믿음이 중요합니다. 이러한 신념이 삶을 더욱 단단해지고 안정되게 만들어줍니다. 너무 조급해하지 마시고, 천천히 실천해 보시길 바랍니다. 익숙해지면 명상처럼 편안한 상태에 이르게 되고, 그때 몸의 균형과 면역력 회복도 자연스럽게 따라옵니다.

저 역시 맨발 걷기나 절을 매일 하진 않습니다. 지금은 단지, 현재의 몸 상태에 만족하기 때문이죠. 과거 극심한 통증과 고통의 시간들을 돌이켜 보면, 지금의 불편함은 그저 감사하게 받아들일 수 있는 수준입니다. 지금은 유지하려는 욕심도, 앞으로 안 아프면 좋겠다는 바람도 없습니다. 그저 주어진 오늘 하루를 무사히 마치고, 하기 싫어도 해야 하는 일들을 해내는 마음가짐을 조절해 나갈 뿐입니다. 완벽한 식단, 운동, 인간관계가 아닌, 어느 한쪽에 치우치지 않으며 '중도의 길'을 걷고자 합니다. 가면 가는 대로, 못 가면 못 가는 대로 받아들이는 마음, 괴로움 없이 사는 삶의 방식을 실천하고자 할 뿐입니다.

행복한 노후는 돈이나 가족, 건강으로 결정되는 것이 아닙니다. 바로 그게 삶이고 인생이라는 사실을 알아차리고, 받아들이며, 변화무쌍한 마음을 다잡아 나갈 때, 우리는 비로소 진정으로 건강한 노후를 살아갈 수 있습니다.

채소·과일식 실천 사례

혈당도 체중도 정상으로, 채소·과일식이 바꾼 일상

예방원 카페 활동명: 해님달님별님 | 채소·과일식 562일째

'내가 과연 잘 해낼 수 있을까?' 하는 마음으로 시작한 채소·과일식을 500일 넘게 꾸준히 실천하며, 몸과 마음에 놀라운 변화를 경험했어요.

공복 16시간을 기본으로 유지하고, 아침에는 음양탕과 레몬수 또는 청귤수를, 점심 전에는 CCA 주스와 과일을 소량 섭취한 뒤 나물 위주의 일반식을 먹습니다. 저녁은 채소·과일식이나 구황작물 위주로 간단히 식사하고 있어요. 흰쌀밥은 거의 먹지 않고, 현미·보리·귀리·콩밥을 일주일에 1~2회 소량으로 섭취합니다.

외식이 있을 땐 다음 날 채소·과일식으로 해독하며 조절해요.

이런 생활을 꾸준히 실천해 오면서, 다음과 같은 변화를 경험했습니다. 당 수치는 붉은색 위험 단계에서 정상으로 회복되었고, 고지혈증도 안정되었습니다. 탈모 증상이 완화되었고, 더부룩하고 답답하던 소화 문제도 사라졌습니다. 식욕이 자연스럽게 줄고, 체중도 7kg이나 감량됐어요. 요요가 없다는 점이 특히 놀라웠죠.

깊은 수면이 가능해졌고, 눈이 맑아지고, 피부도 부드러워졌어요. 피로감은 줄고 매사에 긍정적인 에너지가 생겼으며, 식사 시간이 즐겁고 일상도 훨씬 윤택해졌습니다. 이제 저에게 채소·과일식은 단순한 식단이 아니라, 진짜 건강과 삶의 균형을 찾아주는 소중한 습관이 되었어요.

"건강해져야 살이 빠진다"는 걸 몸으로 느끼며, 수백만 원을 써도 해결되지 않던 다이어트와 건강 고민이 자연스럽게 해결되었습니다. 이 글을 읽는 새싹님들께도 말씀드리고 싶어요. "해 봤어?"라는 말처럼, 묻지 말고 따지지 말고 그냥 믿고 실천해 보세요. 내 몸이 분명 먼저 반응해 줄 거예요.

해님달님별님 님의 실천 기록

해님달님별님 님의 하루 일과

- (공복) 16시간 유지
- (아침) 음양탕 + 레몬수 또는 청귤수 한 잔
- (점심) CCA 착즙 주스 200~300ml, 레몬수

  과일 소량 + 일반식(나물 위주) 섭취
- (저녁) 채소·과일식 또는 구황작물 위주 간단한 식사
- (운동) 점심 식사 후 햇빛 쬐며 30분 걷기

해님달님별님 님의 한마디

처음엔 저도 잘할 수 있을지 망설였답니다. 근데 해 보니까 알겠더라구요! 몸이 먼저 반응해 주는 것을요. 힘든 날도 있었지만, 어느새 500일이 넘었어요! 돌아보면 그 시간들이 나를 건강하게 만들어준 고마운 순간이었어요. 무조건 완벽하지 않아도 괜찮아요. 할 수 있는 만큼, 내 속도대로 해 보세요. 지금 이 순간도 우리는 충분히 청춘이고, 시작하기 딱 좋은 때랍니다. "우리 함께, 오늘도 그냥 채소·과일식!"해요.

해님달님별님 님의 노하우 소개

- 16시간 공복으로 체중을 자연스럽게 조절해요.

- 아침은 음양탕과 레몬수로 속을 편하게 시작해요.

- 식전엔 CCA 착즙 주스를 200~500ml 마셔요.

- 식사는 나물 위주로 간단하게, 흰쌀밥은 거의 먹지 않아요.

- 일탈한 날은 다음 날 채소·과일식으로 균형을 맞춰요.

- 점심 후에는 햇볕을 쬐며 30분 정도 걷는 시간을 가져요.

5장

질문과 답변 너머, 일상에서의 깨달음

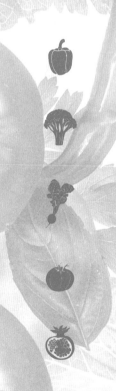

채소 · 과일식, 나를 살리고 삶을 바꾼 선택

진짜 건강은
매일의 일상 속에 있습니다

우리는 태어난 순간부터 언제, 어떻게 삶을 마무리하게 될지 알수 없습니다. 그렇다고 주어진 소중한 삶을 허투루 살아갈 순 없겠지요. 5천 년에 걸친 인류의 역사 속에서도, 인간의 몸에 대한 관심과 연구는 꾸준히 이어져 왔습니다. 과학과 의학 기술이 눈부시게 발전해 온 지금, 더욱 분명해진 사실이 있습니다. 바로, 건강을 지키는 데 있어 가장 기본이 되는 것은 '음식'이라는 점입니다. 그중에서도 채소와 과일을 중심으로 한 식단이야말로 핵심이라 할 수 있습니다.

사람마다 처한 환경은 다르겠지만, 누구나 고통 없이 노년을 맞고 싶다는 바람은 같을 것입니다. 그런 삶을 위해 가장 먼저 챙겨야 할 것이 바로 채소와 과일입니다.

이건 비단 인간의 문제만은 아닙니다. 산업혁명 이후 석유화학 물질이 생활 전반에 깊이 들어오면서, 지구 생태계도 큰 위기를 맞고 있습니다. 오랜 시간에 걸쳐 서서히 변화해야 할 기후가 단 몇백 년 만에 급격히 변해버린 것이지요. 지금 우리가 해야 할 가장 현실적이면서도 효과적인 실천 중 하나는, 육식의 소비를 줄이는 일입니다.

그럼에도 불구하고, 바람만 스쳐도 아프다는 통풍 같은 극심한 통증을 겪고 있음에도 육식 위주의 식습관을 쉽게 바꾸지 못하는 분들이 적지 않습니다. 그러다 암 진단을 받고 나서야 비로소 채소·과일식에 관심을 갖게 되는 분들이 많습니다. 그런데 항암 치료 중에는 단백질 보충을 위해 육식을 권유받기도 하다 보니, 혼란스러워하기도 합니다. 하지만 실제로는, 동물성 단백질보다 식물성 단백질이 몸에서 훨씬 더 효율적으로 쓰이고, 일상적인 식사만으로도 충분히 섭취할 수 있습니다. 채소와 과일을 기본으로 한 식단이 오히려 더 나은 선택이 될 수 있는 이유입니다.

암의 원인을 복잡한 의학 용어나 유전적 요인, 심지어 조상의 묘자리나 전생 같은 외부 요인에서 찾으려는 경우도 있지만, 사실 가장 먼저 살펴야 할 것은 따로 있습니다. 바로, '내가 매일 어떤 음식을 먹고 있는가'입니다. 그걸 돌아보고 바꾸는 것, 거기서부터 시작하면 됩니다. 수많은 검사와 약물로도 나아지지 않던 만성 질환에서 벗어난 사람들의 공통점은 놀랍게도 '자연식물식'을 실천했다는 점입니다. 세계 곳곳에서 이런 사례들은 계속해서 확인되고 있습니다. 건강을 회복하는 데 있어 가장 근본적인 해답은 멀리 있는 게 아니라, 우리가 매일 살아가는 방식 속에 있다는 사실을 보여줍니다.

암 수술이나 항암·방사선 치료를 받은 뒤라도 늦지 않습니다. 병원에서 더 이상 치료가 어렵다고 이야기했던 환자들조차, 채소·과일식을 실천하면서 다시 건강을 되찾고 삶을 살아가고 있습니다. 진정한 건강이란, 그저 오래 사는 것이 아닙니다. 마지막까지 편안한 마음으로 하루하루를 살아가는 것, 죽음을 두려워하기보다 감사한 마음으로 생을 마무리할 수 있는 것, 그것이야말로 자연의 순리이자 우리가 지향해야 할 삶의 모습입니다.

처음에는 '정말 채소·과일식만으로 건강을 회복할 수 있을까?'라는 의심이 들 수 있습니다. 하지만 믿음과 신념을 가지고 천천히 실천해 보시길 바랍니다. 건강뿐 아니라, 삶을 바라보는 시선과 마음가짐까지 바뀌는 경험을 하게 되실 것입니다.

몸을 위한 식사에서,
마음을 위한 삶으로

제가 개인적으로 채소·과일식의 원리를 이해하고 직접 실천해 보며 느낀 가장 큰 변화는, 겉으로 드러나는 변화와 내면의 변화로 나누어 이야기할 수 있을 것 같습니다.

겉으로 드러나는 가장 큰 변화는, 더 이상 병원을 전전하지 않게 되었다는 점입니다. 예전에는 각종 검사와 약물에 의존하며 살았습니다. 우리나라에서 받을 수 있는 거의 모든 검사를 다 받아봤고, 통증의 원인을 찾겠다며 뇌전증(간질) 환자들이 받는 뇌파 검사까지 비싼 비용을 들여 진행했을 정도였습니다. 지금 돌이켜보면, 그 시절은 참 많은 불안 속에 살았던 것 같습니다. 귀하다는 재료로 조제된 수백만 원짜리 한약도 복용해 봤지만, 지금은 제가 직접 개발한 상황버섯, 영지버섯, 차가버섯 차조차도 매일 챙겨 마시지는 않습니다. 이제는 더 이상 특별한 검사를 통해 원인을 찾으려 하지도 않고, 몸에 좋다는 비싼 것들을 일부러 찾아 먹지 않게 되었습니다.

내면의 마음가짐도 많이 달라졌습니다. 인간의 삶, 인류와 지구의 역사에 대해 공부하면서 죽음을 자연스럽게 받아들이게 되었고, 몸과 돈에 대한 집착도 조금씩 내려놓게 되었지요. 그렇게 마음 수행을 이어오며 채소·과일식은 단순한 건강법이 아니라, 삶의 방향을 바꿔주는 하나의 수단이었음을 알게 되기까지 3년이 걸렸습니다. 내 안의 화, 짜증, 신경질 같은 감정을 조금씩 알아차릴 수 있게 되기까지는 5년, 그리고 주변에서 제 변화를 눈치채기까지는 10년 정도의 시간이 걸렸던 것 같습니다.

그런 만큼, 이제 막 채소·과일식을 시작하려는 분들께 너무 조급해하지 않으셔도 된다는 당부 말씀을 드리고 싶습니다. 처음부터 완벽하게 하려고 애쓰지 않으셔도 괜찮습니다. 단기간에 모든 증상이 사라지길 바라는 것, 어쩌면 그것도 하나의 욕심일 수 있습니다. 채소·과일식도 결국 하나의 식습관일 뿐입니다. 그것 자체에 집착하지 않게 되었을 때, 오히려 더 자유롭고 편안하게 실천할 수 있습니다.

살아가다 보면 원하지 않는 일을 해야 할 때도 있고, 억지로 감당해야 하는 순간도 분명 찾아옵니다. 그런 날들 속에서도, 지금 주어진 삶에 감사하는 마음으로 하루하루를 살아가는 것, 그것이 결국은 가장 자연스럽고도 건강한 삶이라 생각합니다.

의식주라는 기본적인 욕구 속에서 무수한 욕망이 만들어지는 세상을 살아가며 흔들리지 않으려면, 불필요한 소비와 집착을 내려놓는 연습이 필요합니다. 그것들에서 자유로워질 때, 내 몸과 마음뿐 아니라 지구를 살리는 삶도 가능해집니다.

어떤 결과가 기다리고 있든, 그 과정을 살아가는 매 순간이 조금 더 편안하고 충만하게 느껴졌으면 좋겠습니다. 천천히, 나만의 속도로 가도 괜찮습니다. 그 과정이 곧 삶이니까요.

건강을 돌보는 마음이 모여
함께 걷는 길이 되었습니다

제가 운영하는 한약국(예방원) 특성상, 병원과 한의원을 여러 곳 다녀보신 끝에 마지막으로 찾아오시는 분들이 많습니다. 말기암 환자부터 비염, 아토피 등 자가면역질환으로 오랜 시간 고통받은 분들까지 참 다양한 사연을 지닌 분들이 계셨습니다. 그만큼 기존 치료만으로는 해결되지 않는 고통을 안고 계신 경우가 많았던 것 이지요.

　예방원 운영 초기에는 한약 처방을 중심으로 했습니다. 한약 전문가인 한약사로서, 과학적으로 검증된 안전하고 효과적인 한 약을 활용하는 것은 당연한 일이었습니다. 실제로 한약을 통해 눈에 띄는 증상 개선이 나타난 경험도 많았고, 그 덕분에 한약의 효능에 더욱 확신을 가졌던 시기도 있었습니다.

하지만 시간이 흐를수록, 한약 역시 근본적인 해답은 아니라는 사실을 깨닫게 되었습니다. 아무리 좋은 한약을 오래 복용하더라도, 몸이 아픈 원리를 이해하지 못하면 같은 문제가 반복될 수밖에 없다는 것입니다. 그러면서, 약 없이도 몸이 스스로 회복하는 길이 있다는 사실도 알게 되었지요. 물론, 그 방법은 돈이 되지 않는 방식이었고요.

그런 깨달음을 바탕으로 채소·과일식에 관한 책을 쓰기 시작했고, '조승우 채소·과일식'이라는 이름의 카페를 본격적으로 운영하게 되었습니다. 그렇게 시작한 카페는 2년 만에 약 3만 명 가까운 분들이 함께하는 커뮤니티로 성장했고, 서로의 변화와 회복의 이야기를 나누는 따뜻한 공간이 되었습니다.

이곳에서는 채소·과일식만으로도 몸이 훨씬 나아질 수 있다는 가능성을 직접 보여주고 있습니다. 특히 채소·과일 주스에 대한 막연한 불안이나 오해를 내려놓을 수 있도록 도와주는 역할도 하고 있습니다. 많은 분들이 음양탕, 레몬수, CCA 주스, 맨발 걷기 등을 일상 속에서 자연스럽게 실천하고 계시고요. 일시적으로 반짝하고 사라지는 유행이 아닌, 매일의 생활 속에 뿌리내린 하나의 습관으로 자리 잡았다는 점이 무엇보다 뜻깊습니다.

물론 지금도 채소·과일식, 특히 주스나 착즙 형태에 대해 의문을 제기하거나 비판하는 목소리는 여전히 있습니다. 그래서 저는 책을 계속 집필하며, 오해를 풀고 올바른 정보를 전하기 위한 노력을 이어 가고 있습니다.

그런데 요즘에는 오랜 실천 끝에 몸으로 직접 그 변화를 경험하신 카페 회원분들께서 각자의 이야기를 나누고, 자연스럽게 주변에 실천을 권해 주고 계십니다. 그런 모습을 볼 때마다, 이제는 제가 굳이 앞장서지 않아도 이 카페가 저마다의 방식으로 잘 이어져 가리라는 믿음이 생깁니다.

한 분이라도 더 채소·과일식을 실천하고, 그 안에서 자신만의 변화를 만들어갈 수 있다면, 그것만으로도 이 공간이 존재할 이유는 충분하다고 느낍니다. 그래서 제 마음도 한결 편안해졌습니다. 앞으로도 이 조용한 실천들이 누군가의 삶을 바꾸는 시작이 되기를, 그리고 이 길이 더 많은 분들에게 따뜻한 위로와 희망으로 다가가기를 진심으로 바랍니다.

몸·마음 면역력을 위한
나만의 건강 기준

우리 몸이 외부 환경의 위협을 이겨낼 수 있는 힘을 '면역력'이라고 하지요. 이 면역력은 몸뿐만 아니라 마음에도 똑같이 중요한 요소입니다. 한약사로서 오랜 시간 상담을 하면서 느낀 점은, 때로는 몸의 면역력보다 마음의 면역력이 더 중요할 때가 많다는 것입니다. 병원에서조차 손을 놓은 희귀 질환이나 말기 암 환자들을 많이 만나면서, 단지 의학적인 치료만으로는 설명할 수 없는 회복의 원리를 더 깊이 고민하게 되었습니다.

현대 의학은 장기 이식이 가능할 만큼 눈부신 발전을 이뤄왔지만, 그럼에도 인간의 몸과 마음이 어떻게 조화롭게 작동하는지에 대해서는 아직 완전히 이해하지 못한 부분이 많습니다. 병원 치료가 모든 것을 해결해 줄 것이라는 기대가 오히려 우리를 진단에 갇히게 만들어, 통증에 더욱 민감하고 무기력하게 만든 것은 아닐까. 하는 생각을 자주 합니다.

저는 더 이상 병원을 찾거나 불필요한 검사를 받지 않고, 약도 먹지 않습니다. 이렇게 생활하면서 건강하고 행복하게 살 수 있는 방법을 깨달았기 때문입니다. 물론 여전히 통증을 겪기도 하고, 무리를 하면 몸이 힘들어질 때도 있습니다. 하지만 예전처럼 그런 증상들이 두렵지는 않습니다. 몸은 그렇게 쉽게 무너지지 않으며, 시간이 지나면 반드시 회복된다는 믿음이 있기 때문입니다.

면역력이 떨어진 것 같다는 느낌이 들면, 저는 우선 그동안 자유롭게 먹었던 가공식품들을 줄이고, 단식에 가까운 식사 패턴으로 돌아갑니다. 아침은 과일로 가볍게 시작하고, 점심은 먹고 싶지 않으면 건너뛰기도 하지요. 저녁을 굶으면 아내가 싫어하니, 가볍게 챙겨 먹는 정도입니다. 이렇게 저만의 방식으로 식사를 조절하며, 몸의 균형을 맞춰 가고 있습니다.

결국 중요한 건, 내가 생각하는 '건강'의 기준을 스스로 세우는 일입니다. 내 몸이 어떤 상태일 때 편안하고 건강하다고 느끼는지, 그리고 그 상태를 어떻게 유지할 것인지에 대해 스스로 고민해 볼 필요가 있습니다. 병원에서는 다양한 기준과 수치를 제시하고, 그 범위는 점점 더 세밀해지고 있습니다. 하지만 그 모든 수치를 그대로 따라야만 건강한 것은 아닙니다. 예를 들어, 비타민 D 수치만 해도 권장량이 점점 높아지고 있는데, 너무 많이 섭취하면 오히려 심장에 부담을 줄 수 있다는 연구 결과도 있습니다.

이처럼 '정상 수치'라는 것은 언제든 바뀔 수 있는 개념입니다. 그보다는 내 몸이 무리 없이 일상을 살아갈 수 있고, 편안하게 느껴진다면, 그 상태가 바로 나에게 맞는 기준이 아닐까요?

나에게 맞다면 스스로 분명한 기준을 세우고, 끝까지 지켜나가는 태도가 중요합니다. 이런 기준을 스스로 세우지 않으면, 건강에 대한 불안은 끝도 없이 따라붙습니다. 오히려 나에게 맞지 않는 기준을 따라가다 통증이 심해지거나 몸이 더 불편해지는 경우도 적지 않지요.

가령 제가 자주 강조해 드리는 레몬수나 CCA 주스에 대해, "레몬 껍질엔 독성이 있으니 벗겨야 한다", "사과나 양배추는 장에 부담을 줄 수 있으니 피해야 한다"는 이야기가 들려올 때가 있습니다. 이때 역시, 그런 정보에 무조건 휘둘리기보다 '나에게 맞는가'를 먼저 살펴야 한다는 것입니다. 내 몸이 잘 반응하고 있다면, 그것이야말로 가장 확실한 기준입니다.

채소·과일식 역시 마찬가지입니다. 완벽한 건강을 위해 무조건 지켜야 할 식단이 아니라, 몸과 마음이 조화롭게 살아가기 위한 삶의 방식이 되어야 합니다. 그렇게 하루하루를 실천하다 보면, 자연스럽게 감사하는 마음이 생기고, 식사 시간 자체가 즐거워질 것입니다. 그때가 되면 이러쿵저러쿵 많은 건강 정보나 유행처럼 바뀌는 건강기능식품에도 쉽게 휘둘리지 않게 됩니다.

건강을 지키기 위해서 꼭 필요한 건, '나만의 기준'을 세우는 일입니다. 그 기준은 누가 대신 정해줄 수 없습니다. 내 몸이 보내는 목소리를 들으며, 스스로 조금씩 만들어가는 것이지요. 여러분도 그렇게 자신만의 진정한 건강 루틴을 만드시리라 믿습니다.

결국 건강은
마음에서 시작됩니다

"마음이 모든 것을 결정한다"는 말은 단순히 자기계발이나 돈을 많이 버는 데에만 해당하는 이야기는 아닙니다. 인간은 오랜 시간 바람과 기원을 '기도'라는 형식으로 표현해 왔고, 그 흔적은 지금도 수많은 건축물과 유적 속에 남아 있습니다. 시간이 흐르면서 사람들의 상상은 점점 더 확장되었고, 그 시선은 하늘 너머 우주와 외계 생명체를 향하게 되었지요. 그 과정에서 다양한 신의 개념이 등장했고, 그중 일부는 지금까지도 인류의 삶과 깊이 연결되어 있습니다. 특히 기독교나 이슬람교처럼 세계적으로 널리 퍼진 종교들은 많은 사람들의 생각과 삶의 방식에 큰 영향을 주고 있지요.

이처럼 인간의 역사와 종교는 오랜 시간 떼려야 뗄 수 없는 관계로 이어져 왔습니다. 지금도 무속신앙이나 주술적 방법이 건강 회복의 수단처럼 활용되는 사례들을 종종 볼 수 있습니다. 그렇다 보니 현대 의학에서는 이런 접근을 경계할 수밖에 없는 것도 사실입니다. 특히 '마음이 건강에 영향을 준다'는 생각은 제약 산업의 이윤 구조와 충돌할 수 있어, 공식적으로 받아들이기 어려운 면도 있습니다.

하지만 몸의 일부가 불편하거나 극심한 통증을 겪고 있음에도, 매일을 긍정적으로 살아가는 분들의 이야기를 우리는 SNS를 통해 자주 접하게 됩니다. 그들의 삶을 들여다보다 보면, 건강이란 결국 돈보다 '어떤 마음으로 하루를 살아가느냐'에 달려 있다는 사실을 실감하게 됩니다. 불교에서는 이를 '수행 정진'이라 부르지요.

기도나 명상처럼 자신을 돌아보는 방법은 다양합니다. 중요한 것은 그 방식보다도, 끊임없이 '내 마음'을 알아차리는 연습을 이어 가는 일입니다. 잠시 호흡에 집중해 보는 짧은 명상만으로도 충분히 좋은 출발이 될 수 있습니다.

마음을 바라보는 시간이 쌓이다 보면, 괴로움은 서서히 옅어지고, 그 평화를 자연스럽게 주변과 나누고 싶은 마음이 생깁니다. 그렇게 삶의 중심은 나만의 성공과 행복에서 벗어나, 타인과 연결된 자리로 조금씩 옮겨가게 됩니다. 그런 흐름에서 보면, 몸과 마음을 비워내는 '채소·과일식'을 실천해 보는 것도 하나의 수행이 될 수 있습니다.

물론 그렇다고 해서 채소·과일식을 하지 않으면 건강하지 않은 삶이 되는 건 아닙니다. 매일 가공식품을 먹으면서도 충분히 행복하게 살아가는 분들도 분명히 계십니다. 결국 음식 역시 수단일 뿐, 그것이 전부가 될 수는 없습니다.

수행에서 가장 중요한 것은 '포기하지 않는 마음'입니다. 오늘이 어렵다면, 내일 다시 시작하면 됩니다. 그리고 그 내일을 맞이할 수 있다는 사실만으로도 감사할 수 있다면, 그것으로도 충분한 삶이지요. 좌절하거나 절망하지 않고, 지금 이 모습 그대로의 나를 사랑해 주는 일. 그것이야말로 건강에 깊은 울림을 주는 일입니다.

나를 사랑하는 마음에서 출발해, 가족과 친구, 그리고 낯선 이들에게까지 따뜻한 마음을 건넬 수 있을 때, 우리는 비로소 진정한 의미에서 '건강한 삶'을 살아가고 있다고 말할 수 있습니다. 무엇보다, 이 글을 읽고 있는 여러분. 지금까지 묵묵히 걸어온 자신의 삶을 따뜻하게 안아주시길 바랍니다. 누구보다도 애쓰며 살아온 나 자신에게, 고마운 마음을 건네 보시길 바랍니다.

건강하게 나이 드는 법,
생각보다 단순합니다

우리는 지금, 다양한 분야에서 빠르게 변화하고 있는 사회에 살고 있습니다. 경제적으로는 분명 예전보다 더 풍요로워졌고, 세계 속에서 한국의 위상도 높아졌습니다. '코리아 드림'을 꿈꾸며 이곳을 찾는 이들도 점점 늘고 있지요. 하지만 그런 외적인 성장과는 다르게, 출산율은 계속 낮아지고 있고, '헬조선'이라는 표현이 나올 만큼 삶의 만족도는 좀처럼 나아지지 않고 있습니다. 자살률이 세계 1위라는 사실은 지금의 현실을 단적으로 보여줍니다. 경제뿐 아니라 사회와 문화 전반에서 양극화와 갈등도 점점 더 깊어지고 있습니다.

이처럼 불안과 두려움이 커질수록 사람들은 소비에 더 집착하게 됩니다. 그중에서도 '먹는 것'과 '건강'에 대한 관심은 자연스럽게 커질 수밖에 없습니다. '남들이 먹으니까 나도 먹어야 할 것 같다'는 비교 심리 속에서, 건강은 점차 수치로 환산되고, 우리는 그 수치에 끌려다니기 쉬운 환경 속에 놓이게 됩니다.

혈압, 혈당, 콜레스테롤 수치 하나하나에 예민해지고, 약을 먹는 것이 습관처럼 굳어지기도 합니다. 그 과정에서 몸보다 수치를 관리하는 일이 더 중요해지기도 합니다. 결국 삶의 마지막 순간까지 내 몸에 인위적인 것들을 계속 주입하게 되고, 그로 인해 오히려 더 큰 고통을 겪으며 생을 마무리하게 되는 경우도 생깁니다.

반면, 그와는 조금 다른 길도 있습니다. 때로는 아무것도 하지 않고, 최소한으로 먹으며 살아가는 삶이 더 평온하고 부족함 없는 삶이 될 수도 있습니다. 진짜 내 몸과 마음이 무엇을 원하는지 차분히 들여다보는 일, 그리고 넘쳐나는 정보와 치밀하게 설계된 마케팅 속에서 본질을 꿰뚫는 힘이 그 어느 때보다 절실한 시대입니다.

정치, 사회, 경제, 문화 등 세계의 흐름을 따라가야만 행복해지는 것은 아닙니다. 건강하다는 건 결국, 마음이 편안하고 행복한 상태를 말하는 것이니까요. 하지만 현실에서는 많은 사람들이 불안과 스트레스를 '먹는 것'으로 달래고 있습니다. 특히 대부분은 육류나 각종 가공식품을 찾고 있으며, 그렇게 이어지는 식습관 속에서 불안은 더욱 커지고 몸은 점점 무거워집니다. 시간이 흐를수록 아픈 곳이 많아질 수밖에 없는 이유입니다.

이처럼 몸과 마음이 지칠수록, 우리는 더 조급해지고 완벽을 추구하게 됩니다. 하지만 모든 걸 완벽하게 해내며 살아갈 수는 없습니다. 특히 '노화'나 '나이 듦'에 대해 너무 두려워하지 않으셨으면 합니다. 젊음을 계속 유지하고 싶은 마음은 자연스러운 일이지만, 사실 영원한 삶만큼 인간을 괴롭게 하는 것도 없습니다. 자연의 순리대로 살아가다, 때가 되면 조용히 떠나는 것. 어쩌면 그것이 가장 편안하고 행복한 삶일지도 모릅니다. 억지로 거스를 필요 없이, 지금 이 순간의 나를 받아들이는 태도가 오히려 삶을 더 단단하게 만들어 줍니다.

이런 깨달음이 찾아오면, 점차 나만을 위한 소비에서 벗어나 공동체를 돌아보게 되고, 지구 환경을 위한 삶을 고민하게 됩니다. 함께 살아가는 삶, 그 안에서 아쉬움이 있더라도 후회 없는 하루하루를 이어 간다면, 그것이야말로 진정 건강하게 나이 드는 길 아닐까요?

너무 심각하게만 받아들일 필요도, 반대로 너무 즐겁게만 살 필요도 없습니다. 과하거나 모자람 없이, 균형 잡힌 마음으로 오늘 하루를 살아내는 일. 그것이 바로 지혜로운 삶입니다. 우리는 결국 자연의 일부로, 잠시 이 세상에 머물다 가는 존재일 뿐입니다. 그렇기에 지금 이 순간을 있는 그대로 받아들이며, 편안한 마음으로 살아가는 것이 무엇보다 중요합니다.

건강하게 나이 드는 법은 생각보다 단순합니다. 내 몸과 마음의 소리에 귀 기울이고, 억지로 채우기보다 덜어내는 삶을 선택하는 것. 그것이야말로 오래도록 건강하게 살아가는 가장 확실한 길입니다. 오늘 하루도, 그런 마음으로 지금 이 시간을 잘 보내시길 바랍니다.

완 전 건 강 마 인 드

마음이 즐거운
채소 · 과일식

~~~~~~

채소·과일식을 실천하다 보면 몸의 변화뿐 아니라 마음의 움직임도 함께 느껴지기 시작합니다. 이 부록은 그런 과정을 통해 몸과 마음의 평온을 함께 돌보고자 하는 분들을 위한 내용입니다.

요즘처럼 자극이 많은 세상에서는, 내 몸이 보내는 작은 신호조차도 쉽게 놓치기 마련입니다. 무리하지 말고, 불필요한 집착은 내려놓아 보세요. 우리 몸에는 스스로 회복하는 자연 치유력이 있습니다. 그 힘을 믿는 것, 그것이 건강의 시작입니다.

채소·과일식은 단순한 식단 변화가 아니라, 나를 있는 그대로 받아들이고 자연과 조화를 이루는 삶의 태도입니다. 햇빛, 바람, 웃음, 걷기 같은 일상의 작은 순간들이 마음의 균형을 지키는 데 큰힘이 된다는 사실도 잊지 마세요. 다음의 실천들은 그런 태도를 일상에 조금씩 녹여내는 방법입니다.

1. 내 몸의 신호를 잘 살피세요

지치거나 불편한 감각을 그냥 넘기지 마세요. "지금 쉬어야 할 시간"일 수 있습니다.

2. 스트레스, 먹는 걸로 풀지 마세요

음식을 통해 스트레스를 해소하려 하기보다는, 그 순간의 감정을 그냥 인정하고 자연스럽게 흘려보내는 연습을 해 보세요.

3. 내 안의 자기 치유력을 믿으세요

우리 몸은 스스로 치유할 수 있는 힘이 있습니다. 때로는 외부의 도움 없이도 자연스럽게 회복될 수 있다는 믿음을 가져 보세요.

4. 완벽보다 균형입니다

건강은 목표가 아니라 살아가는 방식입니다. 오늘의 나를 존중하며 편안히 살아가세요.

5. 자연을 가까이하세요

햇빛, 바람, 하늘, 초록, 이 모든 것들이 내 안에 긍정적인 에너지를 불어넣습니다.

6. 자기 사랑을 실천하세요

힘들 때에도 "나 자신을 믿어야지"라는 마음을 잃지 마세요. 내 몸은 언제나 최선을 다하고 있다는 걸 기억하시길 바랍니다.

7. 마음에도 웃음이 필요합니다

소소한 기쁨, 작은 웃음이 쌓여 건강한 하루를 만듭니다. 지금 이 순간의 소중함을 느끼며 편안하게 살아가는 게 진짜 중요합니다.

완 전 건 강 생 활

몸이 건강해지는
습관

~~~~~~~~~~~~~~~~~~~~~~~~~~~~~

우리는 매일 식사를 하지만, 그 음식이 내 몸에 미치는 영향을 깊이 고민해 보는 일은 많지 않습니다. 사실 우리가 먹는 것은 단순한 끼니가 아니라, 몸과 마음 그리고 삶의 태도를 보여주는 선택입니다. 그래서 무엇을 채우고 비울지, 어떤 습관이 나를 더 건강하게 만드는지 돌아보는 시간이 필요합니다.

이 부록은 제가 여러 차례 강조해 온 '7대 3의 법칙'과 '3대 주기'를 바탕으로, 일상에서 쉽게 실천할 수 있는 완전 건강 습관을 소개합니다.

누군가의 정답을 따르기보다 자신만의 방식으로 삶을 선택하고 책임질 때, 우리는 건강하고 자유로워질 수 있습니다. '완전 건강'은 완벽이 아니라, 작지만 지속 가능한 선택을 통해 나답게 살아가는 태도입니다. 이 부록이 그 여정을 편안하게 시작하는 데 도움이 되길 바랍니다.

완전 건강을 위한 '7대 3의 법칙'

7가지 채우기	• 호흡(명상)	• 맨발로 흙길 걷기
	• 채소 · 과일식(통곡물, 견과류)	• 봉사
	• 수면	• 감사 기도
	• 햇빛 쐬기	
3가지 비우기	• 스트레스	
	• 욕심(욕망)	
	• 집착(소비)	

완전 건강을 위한 '3대 주기'

① 배출 주기	• **시간대:** 새벽 4시 ~ 낮 12시
	• **몸의 활동:** 노폐물 · 독소 배출
	• **실천:** 수분 중심, 가벼운 공복 유지
② 섭취 주기	• **시간대:** 낮 12시 ~ 저녁 8시
	• **몸의 활동:** 음식 섭취, 소화기관 활발
	• **실천:** 식사 집중, 소화에 맞는 식단
③ 동화 주기	• **시간대:** 저녁 8시 ~ 새벽 4시
	• **몸의 활동:** 음식 소화 · 흡수, 에너지 전환
	• **실천:** 음식 섭취 자제, 공복 유지

7대 3의 법칙 실천편

생활 속 채우고 비우는 건강 습관

내 몸을 건강하게 채우는 7가지 습관

• •

- 식탁의 주인공은 채소와 과일, 자연식 70%면 충분합니다.
- 오이나 사과처럼 수분 많은 음식으로 몸을 촉촉하게
- 하루 한 번, 깊게 숨 쉬기
- 잠은 최고의 회복. 몸과 마음을 쉬게 해주세요.
- 햇살 쬐고 하늘 올려다보기
- 신발 벗고 흙길 걷기. 땅과 닿는 순간, 몸도 마음도 가벼워집니다.

내 몸을 가볍게 비우는 3가지 습관

• •

- 쌓인 스트레스는 흘려보내기
- 욕심 내려놓기. 단순함 속에 더 깊은 만족이 있습니다.
- 집착을 풀어주기. 조금은 흘러가게 두는 것도 건강입니다.

하루 루틴으로 실천하는 건강 습관

몸은 자연의 리듬 안에서 스스로 건강해질 수 있는 힘을 갖고 있습니다. 완전 건강 생활의 핵심은 하루를 잘 비우고, 잘 먹고, 잘 쉬는 것입니다. 이 단순한 루틴을 지켜주면 몸이 가장 자연스럽고 편안하게 회복합니다.

🕐 아침 (새벽 4시~낮 12시)
배출 주기 – 몸이 스스로를 정리하고 배출하는 시간

- 미지근한 물 한 잔으로 잠든 몸 깨우기
- 가볍게 몸을 움직이며 순환 시작
- 생채소나 과일로 속 편하게 시작

❝ 오늘 아침, 나는 내 몸을 부드럽게 깨워주었나요?

노폐물을 내보내는 시간이므로, 가볍고 편안하게 시작하는 것이 핵심입니다.

☽ 점심 (낮 12시~저녁 8시)
섭취 주기 – 몸이 음식을 가장 잘 받아들이는 시간

- 식단의 70%는 채소·과일·통곡물로
- 식물성 단백질과 건강한 지방 함께 섭취
- 식사 중 물은 피하고, 천천히 꼭꼭 씹기

❝ 나는 오늘 나를 위한 좋은 음식을 골랐나요?

몸이 가장 잘 받아들이는 시간이니, 무엇을 어떻게 먹느냐가 중요
합니다.

☾ 저녁 (저녁 8시~새벽 4시)
동화 주기 – 몸이 소화하고 회복하는 시간

- 식사는 8시 전에 마무리
- 잠들기 전 10분, 호흡으로 마음 정리
- 내 몸에 맞는 수면과 12시간 공복 유지

❝ 나는 오늘 충분히 쉬고, 내일을 준비하고 있나요?

이 시간에는 더 먹기보다 몸이 편안히 소화하고 회복할 수 있도록
잘 쉬고 비우는 것이 가장 좋습니다.

하루를 돌아보는 건강 습관

몸이 건강해지는 하루 루틴, 어렵지 않게 돌아보세요.
지금까지 살펴본 7대 3의 법칙, 3대 주기, 채우고 비우는 습관은
복잡한 규칙이 아니라, 내 몸이 자연스럽게 회복하는 하루의 흐름입니다.

억지로 지키는 것이 아니라, 내 몸과 마음을 편안하게 돌보는 작은 습관들이 쌓여 완전 건강 생활의 큰 흐름을 만들어갑니다.
작은 실천이 모여 어느새 내 몸에 자연스러운 리듬이 자리 잡습니다.

다음의 체크리스트는 오늘 내가 내 몸에 얼마나 친절했는지를
가볍게 점검해 보는 기록입니다.
하나라도 기억했다면 충분합니다. 몸이 좋아하는 작은 실천들이 자연스럽게 건강한 일상이 됩니다.

완전 건강 체크리스트

· · ·

실천 항목	체크
채소 · 과일 위주로 식사했다 (70%)	☐
허기와 식욕을 구분하며 식사했다	☐
오늘 한 끼는 꼭꼭 씹으며 집중해 먹었다	☐
수분을 충분히 섭취했다 (물 또는 수분 많은 음식)	☐
저녁 8시 이전에 식사하고 공복을 유지했다	☐
햇빛을 쬐거나 바깥 활동을 했다	☐
내 몸의 컨디션에 맞춰 가볍게 움직였다 (스트레칭, 산책 등)	☐
하루 중 한 번은 자연과 연결되는 시간을 가졌다 (바람, 흙, 초록 보기)	☐
내 컨디션에 맞는 시간만큼 숙면했다	☐
깊은 호흡이나 명상을 했다	☐
정보와 자극에서 잠시 멀어지는 시간을 가졌다	☐
스트레스를 흘려보내려 노력했다	☐
감사한 마음을 떠올리거나 표현했다	☐
욕심을 줄이고, 사소한 일에도 만족하려고 노력했다	☐

◆ 오늘 내 몸이 보내는 신호에 조금 더 귀 기울이며 체크해 보세요.

완전 건강 운동

면역력을 높이는
맨발 걷기

현대인의 건강을 위해 꾸준한 움직임은 필수입니다. 그중에서도 '맨발 걷기'는 누구나 쉽게 시작할 수 있는 가장 자연스러운 운동입니다. 이 부록에서는 몸과 자연의 연결을 회복하고 면역력을 높이는 맨발 걷기 습관을 소개합니다.

흙길이나 잔디밭 위를 맨발로 걷는 습관은, 발바닥이 땅과 닿을 때 지압이 되면서 근육 활성화를 돕고, 혈액 순환과 면역력 강화에 효과적입니다. 또한 땅의 에너지가 몸의 긴장과 활성산소를 완화해 자율신경의 균형과 스트레스 해소에 도움이 됩니다.
무엇보다 정해진 기준 없이 자신의 몸 상태에 맞춰 천천히 시작할 수 있는 운동입니다. 핵심은 자연 속에서 호흡과 걸음에 집중하는 것이며, 그것이 몸을 살리는 완전 건강 운동입니다.

맨발 걷기 실천 방법

1. 적절한 장소 선택

잔디밭, 공원, 황톳길, 해변 등 평평하고 부드러운 지면을 선택합니다. 발에 자극이 심한 자갈길이나 딱딱한 아스팔트는 피하는 것이 좋습니다.

2. 편안한 복장과 환경 마련

햇빛이 강하지 않은 시간대를 선택하고, 편안한 옷차림으로 준비합니다. 처음엔 조용한 공간에서 발의 감각에 집중해 보세요.

3. 가볍게, 짧게 시작하기

처음에는 5분 정도로 시작하여 몸이 적응할 수 있도록 하고, 점차 걷는 시간을 늘려갑니다.

4. 올바른 자세 유지

발의 아치가 자연스럽게 작동하도록 올바른 자세로 걸으며, 몸의 중심을 바로 세워 진행합니다.

5. 자신의 몸 상태에 귀 기울이기

걷는 도중 불편함이나 통증이 느껴지면 즉시 중단하고, 자신의 몸 상태를 확인합니다. 걷는 시간이 짧아도 충분하니, 컨디션에 따라 유연하게 조절해 주세요.

6. 호흡과 감각 깨우기

걸으면서 깊고 편안한 호흡에 집중하고, 발바닥의 자극과 주변의 자연 소리, 바람을 온몸으로 느껴보세요. 맨발 걷기는 단순한 운동을 넘어 몸과 마음을 깨우는 시간입니다.

주의할 점

- 발에 상처나 피부 질환이 있는 경우, 먼저 전문가와 상담하세요.
- 걷기 전, 유리 조각이나 위험 요소가 없는지 환경을 점검하세요.
- 의학적 치료를 대신하는 수단은 아닙니다. 무리 없이 꾸준히 실천하세요.

완 전 건 강 일 기

몸과 마음을 기록하는 시간

14일 · 30일 · 60일 · 100일의 기록

~~~~~~~~~~~~~~~~~~~~~~

건강한 삶을 꿈꾸지만, 매일 실천을 이어 가는 일은 생각보다 쉽지 않습니다. 하지만 꼭 큰 결심이나 완벽한 계획이 있어야만 시작할 수 있는 것은 아닙니다. 중요한 건 내 몸의 반응에 귀 기울이며 하루하루 작은 실천을 쌓아가는 마음입니다.

'완전 건강 일기'는 14일, 30일, 60일, 100일 단위로 무엇을 먹고, 어떻게 쉬고 움직였는지, 어떤 기분이었는지를 가볍게 적어보는 실천 방법입니다. 부담 없이 가볍게 시작해 보셔도 좋습니다.

기록하는 일은 나를 돌보는 가장 단순하고 확실한 방법입니다. 하루 끝에서 나를 돌아보는 이 작은 습관을 통해 몸과 마음의 균형을 되찾고, 완전 건강 생활로 자연스럽게 이어지기를 바랍니다.

✅ 일기, 쓰면 무엇이 달라질까요?

- 내 몸의 변화를 눈으로 확인할 수 있어요.
- 식습관을 '행동'이 아닌 '태도'로 바꿀 수 있어요.
- 몸뿐 아니라 마음까지 정돈되는 걸 느낄 수 있어요.
- 작은 성취가 쌓이며 나를 믿게 돼요.
- 건강을 내 손으로 관리할 수 있게 됩니다.

✅ 일기, 어떻게 시작하면 좋을까요?

- 처음부터 잘하려고 애쓰지 않아도 됩니다.
- 오늘 느낀 작은 변화 하나만 적어보세요.
- 꾸준함보다 편안하게 이어 가는 것이 실천에 더 도움이 됩니다.

✅ 일기를 꾸준히 작성하는 요령

- 하루 중 가장 편한 시간과 장소를 정해보세요.
- 쓰지 못한 날이 있어도 괜찮습니다. 다음 날 다시 적어도 됩니다.
- 한 줄만 적어도 충분합니다.
- 날짜에 얽매이지 말고, 펼쳐보는 것만으로도 흐름이 이어집니다.

✅ 일기 목표 설정으로 동기 부여

채소 · 과일식 챌린지(14일, 30일, 60일, 100일)

- **14일:** 초기 적응 단계 – 몸의 변화를 관찰하고 기록하는 과정
- **30일:** 식습관이 일정 부분 자리 잡으며 긍정적인 변화를 체감하는 시기
- **60일:** 생활 습관으로 정착되며 신체적, 정신적 변화가 뚜렷해지는 단계
- **100일:** 건강한 라이프스타일이 자연스럽게 유지되는 단계

✅ 일기 작성 방법

1. 하루 동안의 식단 기록 (채소 · 과일식 중심)
2. 몸 상태 및 컨디션 점검
3. 실천 과정에서 느낀 점과 개선할 사항 정리
4. 다음 목표 설정 및 조정

오늘의 완전 건강 일기

하루 10분, 나를 살피고 돌보는 건강한 습관

( )주 / DAY ( )　　　　　　　　　　월　　　일

오늘 목표

오늘의 채소·과일식

아침	점심	저녁	간식

오늘 내 몸의 상태　　　　　　　오늘 하루 느낀 점(감사한 일)

건강한 삶을 위한 나의 다짐

다음 목표

( )주 / DAY ( )　　　　　　　　　　　월　　　일

오늘 목표

오늘의 채소·과일식

아침	점심	저녁	간식

오늘 내 몸의 상태	오늘 하루 느낀 점(감사한 일)

건강한 삶을 위한 나의 다짐

다음 목표

( )주 / DAY ( ) 월 일

오늘 목표

오늘의 채소·과일식

아침	점심	저녁	간식

오늘 내 몸의 상태	오늘 하루 느낀 점(감사한 일)

건강한 삶을 위한 나의 다짐

다음 목표

(   )주 / DAY (   )   월   일

오늘 목표

오늘의 채소·과일식

아침	점심	저녁	간식

오늘 내 몸의 상태	오늘 하루 느낀 점(감사한 일)

건강한 삶을 위한 나의 다짐

다음 목표

완전 건강 상담소

1판 1쇄 인쇄 2025년 6월 5일
1판 1쇄 발행 2025년 6월 10일

지은이 조승우

발행인 양원석 **편집장** 최두은 **책임편집** 이현진
디자인 강소정, 김미선 **영업마케팅** 윤송, 김지현, 최현윤, 백승원, 유민경

펴낸 곳 ㈜알에이치코리아
주소 서울시 금천구 가산디지털2로 53, 20층 (가산동, 한라시그마밸리)
편집문의 02-6443-8856 **도서문의** 02-6443-8800
홈페이지 http://rhk.co.kr
등록 2004년 1월 15일 제2-3726호

ISBN 978-89-255-7357-1 (03510)